건강하고 행복한 삶을 위하여 　　　　　　님께

이 책을 드립니다.

년　　　월　　　일

요요현상 없는

글리코영양소와 면역다이어트 비법

글리코영양소와
면역 다이어트 비법

초판 인쇄 2020년 08월 10일
초판 발행 2020년 08월 17일

지은이 정석식, 김병삼
펴낸이 이태규
북디자인 강민정 • **영업마케팅** 이진경 • **전자책** 김진도

발행처 아이프렌드
주소 대전광역시 서구 괴정로 107 연흥빌딩 201호 (괴정동 53-10번지)
전화 042-485-7844 **팩스** 042-367-7844
주문전화 070-7844-4735~7
홈페이지 www.ifriendbook.co.kr
출판등록번호 제 305 호

ⓒ정석식, 김병삼(저작권자와 맺은 특약에 따라 검인을 생략합니다.)
ISBN 978-89-6204-297-9 (03510)

이 책은 저작권법에 따라 보호받는 저작물이므로 무단 전재와 무단 복제를 금지하며,
이 책 내용의 전부 또는 일부를 이용하려면 반드시 저작권자와 아이프렌드의
서면동의를 받아야 합니다.

• 값은 뒤표지에 있습니다.
• 잘못된 책은 구입처에서 바꾸어 드립니다.

요요현상 없는

글리코영양소와 면역·다이어트 비법

정석식 · 김병삼 공저

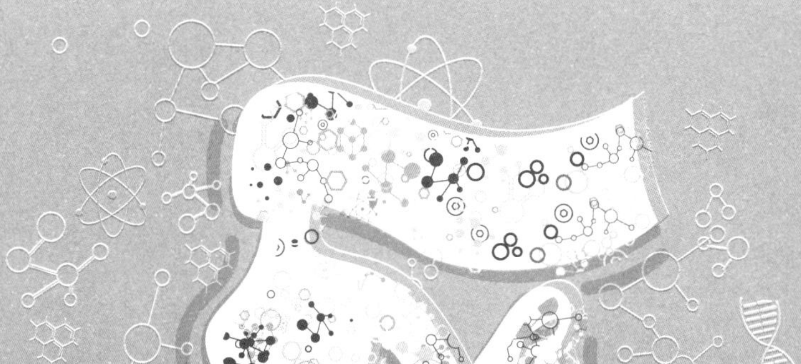

ifriendbook
아이프렌드
BOOKSTORE

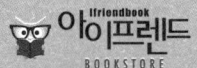

프롤로그

나 자신을 위한 최고의 투자는 다이어트다

삶의 환경이 풍요로워지고 음식 문화가 발달하면서 먹거리들이 넘쳐나다 보니 사람들이 점점 뚱뚱해지고 있다. 그 여파로 비만 관련 질병이 폭발적으로 늘어나고 있는데 특히 비만은 대사와 관련해 고혈당, 고혈압, 고지혈증에 영향을 준다. 이에 따라 심혈관질환, 호흡기·관절·생식 관련 질환, 지방간, 암이 증가하고 있다. 비만을 두고 '21세기 인류의 생명을 위협하는 역병'이라는 말까지 나온 이유가 여기에 있다.

비만과 관련된 질병의 종류는 머리끝부터 발끝까지 매우 다양하다. 우선 머리 쪽에 나타나는 질환으로는 뇌졸중, 안압상승 등이 있다. 가슴 쪽으로 내려오면 담낭질환, 수면무호흡증 그리고 협심증과 심근경색증 같은 관상동맥질환이 있다. 복부 쪽에서는 비만이 지방간, 담석증, 대장암, 당뇨병, 고혈압, 이상지질혈증, 고콜레스테롤증, 급성췌장염, 전립선비대증, 복부비만, 기능성위장장애, 위식도역류질환 등의 증상을 악화시키고 사망 위험도 높인다. 다리로 내려오면 골관절염, 퇴행성관절염을 악화하고 정맥염이나 통풍을 일으키며 성기능 장애를 유발해 삶의 만족도를 떨어뜨린다.

특히 여성은 비만이 유방암, 생리불순, 무월경, 성조숙증, 불임, 요통, 유산, 임신성당뇨, 고혈압, 우울증 등의 원인으로 작용하기도 한다. 또한 비만은 만성피로의 원인이며 폐쇄성 수면무호흡증을 일으키기도 하는 탓에 밤에 잠을 자다가 갑자기 사망할 수도 있다.
이처럼 비만은 돌연사나 급사의 원인으로 작용할 만큼 위험한 질환이므로 이를 극복하기 위해 적극 노력할 필요가 있다. 한마디로 비만 해소를 위한 다이어트는 단순히 외모의 아름다움뿐 아니라 건강과 행복, 삶의 질 향상을 위해 필수적인 선결과제다.

아름다운 몸매를 위한 다이어트, 나도 성공할 수 있다

살을 빼도 요요현상을 겪지 않고 평생 날씬한 몸매를 유지하는 것은 한두 가지 약이나 식품으로 간단히 해결할 수 있는 문제가 아니다. 핵심은 생활습관을 칼로리 소비량을 늘리는 쪽으로 바꾸고 근육을 키우는 활동 패턴을 유지하는 데 있다.

가령 단것, 고지방식, 야식, 군것질, 간식을 먹는 습관은 다이어트에 해로운 식습관이다. 다이어트로 살을 빼는 지름길은 단것과 군것질, 간식을 멀리하는 습관을 들이는 것이다. 단것을 자주 많이 섭취하면 당연히 살이 찐다. 당질 지수가 높은 음식물을 수시로 섭취할 경우 인슐린이 쉼 없이 분비되어 포도당을 지방으로 저장하기 때문에 비만해진다. 살을 빼기 위한 기본 식사법은 당질 제한과 저탄수화물 위주의 식사다.

다이어트에 성공하는 기본 공식은 식습관과 운동의 비중을 80 대 20으로 관리하는 것이다. 식습관은 거의 절대적이라 할 정도로 높은 비중을 차지한다. 결국 아무리 열심히 운동을 해도 식습관을 개선하지 않으면 다이어트에 성공하기 어렵다. 다이어트의 성패는 식이요법에 달려 있다고 해도 과언이 아니다.

식습관보다 비중이 낮다고 해서 운동이 아무런 의미가 없는 것은 아니다. 다이어트에 지속적으로 성공하려면 운동이 반드시 필요하다. 하루하루 규칙적인 운동을 하는 것은 규칙적인 식사와 마찬가지로 필수적인 일이다.

　다이어트로 살을 빼는 목표는 세월의 강을 건너야 이뤄진다. 한 순간, 한 순간 반복적으로 무엇을 먹고 어떻게 움직였느냐가 미래를 결정하는 것이다. 반복이 달인을 만들 듯 건강한 몸매는 반복의 결과물이다. 다이어트에 성공했다가 다시 살이 찌는 요요현상을 겪는 이유는 시도한 다이어트 방법을 계속 반복하지 않고 중단했기 때문이다.

정석식 · 김병삼

CONTENTS

프롤로그

1장. 비만, 무엇이 문제인가

1. 독소 환경이 비만을 유발한다 14
2. 비만은 질병이다 19
3. 의사들이 알려주지 않는 다이어트의 진실 24
4. 과식은 만병의 근원이다 28
5. 반복되는 요요현상 그 이유는 무엇인가 31

2장. 지방이 당신의 운명을 결정한다

1. 생명의 길 혈관을 청소하라 36
2. 당신의 건강수치를 기억하라 40
3. 지방을 없애는 비결 45
4. 지방을 알아야 몸을 살린다 49
5. 인슐린 저항성을 개선하라 52

3장. 다이어트는 과학이다

1. 다이어트가 힘든 이유 60
2. 비만 탈출을 위한 4가지 전제 조건 64
3. 운동을 해야 하는 이유 69
4. 아름다운 몸매를 만드는 2가지 비결 77
5. 살빼기 식사법의 정석 81

4장. 다이어트로 몸을 성형하라

1. 내 몸을 살리는 글리코영양소 90
2. 소문난 명품 다이어트 비법 93
3. 세포를 지배하는 사람이 인생을 지배한다 99
4. 최고의 다이어트는 면역다이어트 103
5. 해독 메커니즘을 알아야 다이어트의 달인이 된다 110

부록

1장

비만,
무엇이 문제인가

체내에 지나치게 많은 독소가 들어오고 그것을 우리 몸이 분해해
배출하지 못하면 일정량이 지방에 축적된다.
지방에 쌓인 그 독소는 인체의 일반적인 지방 분해 활동을
방해하며 결국 인체는 살이 찌기 쉬운 체질로 변한다.

독소와 지방이 체내로 많이 들어올수록 점점 더 많은 독소가 체
내에 쌓이면서 지방 분해가 잘 이뤄지지 않아 비만은 더 심해진다.
이렇게 과잉 축적된 지방세포는 그 하나하나가 독소나 다름없다.

1 독소 환경이 비만을 유발한다

산업과 문명의 발달은 인간에게 삶의 편의를 제공하지만 다른 한편으로 공장과 각종 차량이 내뿜는 매연이나 자욱한 미세먼지는 삶의 질을 떨어뜨린다. 지구상에 흐르는 모든 액체와 기체에는 유독한 화학물질이 들어 있고 그 화학물질은 생명체에 나쁜 영향을 미친다. 공해 독소는 인체의 정상적인 세포기능을 막고 각종 염증을 일으키는 원인이 된다. 그 탓에 세포와 조직이 손상되면 신체의 장기와 계통이 제 기능을 수행하지 못한다.

일상생활 환경에서 우리는 얼마나 많은 독소에 노출되어 있을까? 우리는 매일 세안 후 화장품을 사용한다. 화장품에는 염료·향·기포제·안정제·텍스처라이저texturizer 같은 중금속을 비롯해 태닝제, 잉크, 알코올 등 수백 가지 화공약품과 잠재적 독소가 들어간다. 이들은 음식과 똑같이 인체에 염증, 알레르기, 기타 과민반응을 일으킬 수 있다. 피부로 흡수된 화장품 성분은 혈액을 타고 온몸을 돌기 때문에 제품을 선택할 때는 미용 효과보다 성분을 더 중요시해야 한다.

화학물질의 체내 유입 경로는 입으로 들어오는 경구흡수經口吸收와 호흡할 때 기도 점막으로 들어오는 경기도흡수經氣道吸收 그리고 피부로 들어오는 경피흡수經皮吸收 3가지가 있다. 피부로 유입된 각종 화학물질은 피부조직으로 들어간 뒤 림프, 혈액, 각종 장기와 뼈로 스며든다.

우리가 매일 사용하는 일상생활용품 속 화학물질은 조금씩 만성독으로 쌓이지만 금방 체감하기 어렵다 보니 그것이 건강을 해친다고 여기는 사람은 별로 없다. 문제는 이들 화학성분이 우리가 느끼지 못하는 사이 체내에 차곡차곡 쌓인다는 데 있다.

자동차와 공장 매연뿐 아니라 매일 아침 사용하는 헤어스프레이 가스를 들이마시는 것이 간접흡연보다 더 해로울 수 있다는 연구 결과도 있다. 산부인과 조직검사 결과에 따르면 여성의 요도와 질, 자궁 점막에서도 헤어스프레이 제품의 독소가 검출된다고 한다. 또 치과 치료에 사용하는 은색 아말감에는 수은이 들어 있고 치약, 구강 세정제, 구강 스프레이 등 여러 가지 치과 제품에도 독성 화학물질이 들어 있다.

우리는 보통 아크릴, 나일론, 폴리에스테르 등 석유를 원료로 하는 합성섬유로 만든 옷을 입는다. 이러한 옷감은 인체에 독소가 유입되는 원인일 수 있다. 여기에다 많은 직물의 마무리 공정에 구김과 수축 방지, 방수를 위해 포름알데히드 합성수지를 사용한다. 이런 직물은 불면증, 두통, 천식, 아토피 같은 피부발진의 원인으로 작용한다.

인간의 모든 신체기관을 구성하는 기본 요소는 세포다. 세포는 조직을 구성하고 조직은 기관을 형성하며 여러 기관이 모여 인체가 이뤄진다. 이들 세포는 끊임없이 생성과 소멸을 반복하면서 인체 건강을 유지한다.

그런데 인체가 각종 유해물질에 노출되면 세포 작용에 이상이 생기고 이는 인체 기관 활동에 문제를 일으킨다. 물론 유해물질에 노출되었다고 해서 모든 세포가 이상을 일으키는 것은 아니다. 인체는 외부 독소로부터 스스로를 지키는 강력한 면역시스템을 갖추고 있고 웬만해서는 세포가 병들어 건강에 이상이 생기는 일은 발생하지 않는다.

하지만 체내에 지나치게 많은 독소가 들어오고 그것을 우리 몸이 분해해 배출하지 못하면 일정량이 지방에 축적된다. 지방에 쌓인 그 독소는 인체의 일반적인 지방 분해 활동을 방해하며 결국 인체는 살이 찌기 쉬운 체질로 변한다. 독소와 지방이 체내로 많이 들어올수록 점점 더 많은 독소가 체내에 쌓이면서 지방 분해가 잘 이뤄지지 않아 비만은 더 심해진다.

 이렇게 과잉 축적된 지방세포는 그 하나하나가 독소나 다름없다. 일단 커진 지방세포는 잘 줄어들지 않을 뿐 아니라 그 속에 화학물질이나 중금속 같은 독성물질이 축적되어 있기 때문이다.

 비정상적으로 늘어난 지방세포는 신체의 대사 작용을 방해하고 지방 덩어리 속에 축적된 독성물질은 인체에 계속 독성물질을 제공하는데 그 폐해가 아주 크다. 특히 비만은 온몸을 떠돌며 해로운 활성산소를 만들고 세포 손상을 일으키는 독소를 몸속에 저장하는 꼴이라 각종 현대병과 불임, 탈모, 염증, 알레르기, 피부질환, 자가면역질환 등 거의 모든 질병의 원인으로 작용한다. 현재 전 세계에서 유행 중인 코로나19에 대단히 취약해 치명률이 높은 체질 중 하나가 비만인 사람이다.

 독성물질은 냉기와 순환장애로 면역력을 떨어뜨리는 저체온을 불러온다. 또한 화학물질 고유의 독성은 내장 조직을 파괴하고 스트레스를 높이며 각종 암과 당뇨, 고혈압 같은 만성질환이나 생활습관병의 원인을 제공하는 **'악마의 화살'**이다.

  우리 몸을 망가뜨리는 정체불명의 증상을 유발하는 뿌리는 하나다. 즉, 만병의 근원은 바로 독성물질이다. 그럼에도 불구하고 우리 주위에는 도처에 유독한 화학물질이 널려 있고 이들 독성물질은 지구라는 유기체의 모든 세포에 나쁜 영향을 주고 있다. 심지어 인간은 독성 화학물질을 만들어 식품 속에 넣기도 한다.

  독소는 정상적인 세포기능을 방해하고 통증과 염증을 일으킨다. 세포와 조직이 손상되면 신체기능을 제대로 수행하지 못해 인체는 자연치유력이 크게 떨어진다. 결국 건강을 지키는 첫걸음은 보이지 않는 독소의 공격을 피하거나 독소를 체내에서 배출하는 일이다.
  독소가 무엇이고 그것이 어디에서 비롯되었는지, 건강에 어떤 영향을 미치는지, 어떻게 하면 안전하게 처리가 가능한지 이해하는 사람은 자신과 가족의 건강을 지킬 수 있을 것이다.

2 비만은 질병이다

  비만은 몸에 필요한 에너지보다 과다 섭취하거나 섭취한 에너지보다 적게 소비해서 발생하는 인체 내의 에너지 불균형 상태를 말한다. 한마디로 체내에 지방이 필요 이상으로 과도하게 쌓인 것이다. 비만의 정도는 체질량지수BMI로 알아내는데 BMI는 체중을 신장의 제곱으로 나누어 계산한다. 한국과 아시아인은 BMI 25 이상을 비만으로 정의하고 서양에서는 BMI 30 이상을 비만으로 본다(세계보건기구 아시아태평양지역 지침과 대한비만학회).

  한국인을 기준으로 예를 들면 신장 170cm, 체중 70kg인 사람은 체질량지수가 70/2.89(1.7의 제곱)=24.2kg/m^{2}로 비만이 아니다. 한국인의 복부비만은 허리둘레가 남자 90cm(서양은 102cm), 여자 85cm(서양은 88cm)를 넘는 경우를 말한다.

  삶의 환경이 풍요로워지고 음식 문화가 발달하면서 먹거리들이 넘쳐나다 보니 사람들이 점점 뚱뚱해지고 있다. 그 여파로 비만 관련 질병이 폭발적으로 늘어나고 있는데 특히 비만은 대사와 관련해 고혈당, 고혈압, 고지혈증에 영향을 준다. 이에 따라 심혈관질환, 호흡기·관절·생식 관련 질환, 지방간, 암이 증가하고 있다. 비만을 두고 '21세기 인류의 생명을 위협하는 역병'이라는 말까지 나온 이유가 여기에 있다.

 인류는 오랜 세월 동안 쉽게 뚱뚱해지도록 진화해 왔고 이를 단시간에 극복하는 것은 굉장히 어려운 일이다. 문제는 비만의 영향으로 사망률이 높아진다는 데 있다. 그런데 세계적으로 비만 인구 증가 속도는 놀라울 정도로 빠르다. 심지어 앞으로 10~20년 후면 인류 2명 중 1명은 심각한 비만 환자일 것이라는 보고도 있다.

 비만 환자가 급속히 증가하면서 관련 질병도 걷잡을 수 없이 늘어나고 있다. 비만과 관련된 질병의 종류는 머리끝부터 발끝까지 매우 다양하다. 우선 머리 쪽에 나타나는 질환으로는 뇌졸중, 안압 상승 등이 있다. 가슴 쪽으로 내려오면 담낭질환, 수면무호흡증 그리고 협심증과 심근경색증 같은 관상동맥질환이 있다.
 복부 쪽에서는 비만이 지방간, 담석증, 대장암, 당뇨병, 고혈압, 이상지질혈증, 고콜레스테롤증, 급성췌장염, 전립선비대증, 복부비만, 기능성위장장애, 위식도역류질환 등의 증상을 악화시키고 사망 위험도 높인다. 다리로 내려오면 골관절염, 퇴행성관절염을 악화시키고 정맥염이나 통풍을 일으키며 성기능 장애를 유발해 삶의 만족도를 떨어뜨린다.

특히 여성은 비만이 유방암, 생리불순, 무월경, 성조숙증, 불임, 요통, 유산, 임신성당뇨, 고혈압, 우울증 등의 원인으로 작용하기도 한다. 또한 비만은 만성피로의 원인이며 폐쇄성 수면무호흡증을 일으키기도 하는 탓에 밤에 잠을 자다가 갑자기 사망할 수도 있다. 이처럼 비만은 돌연사나 급사의 원인으로 작용할 만큼 위험한 질환이므로 이를 극복하기 위해 적극 노력할 필요가 있다.

최근 밝혀진 더 놀라운 사실은 비만 인구 증가와 함께 비만을 원인으로 하는 암 환자가 빠르게 늘고 있다는 사실이다. 비만 때문에 발병률이 높아지는 대표적인 암에는 유방암, 대장암, 직장암, 신장암, 갑상선암, 전립선암, 췌장암, 식도암, 피부암(흑색종), 임파종 등이 있다.

비만은 만병의 근원으로 유전적, 환경적 요인과도 관련이 깊다. 더구나 비만은 여러 가지 합병증을 유발하는 질병으로 개인의 노력만으로 쉽게 조절하기가 어렵다. 이러한 비만을 단순히 미용 관점에서 판단하는 것은 잘못된 것이며 비만은 다양한 질병을 초래하고 사망의 직접적인 원인이기도 하므로 질병 관점에서 치료해야 한다.

체중을 10% 감량하면 사망률이 20% 감소하고 당뇨로 인한 사망은 30%, 암에 따른 사망은 40% 줄일 수 있다. 또 콜레스테롤 수치를 15% 가량 줄이고 혈압도 10mmHg 정도 낮출 수 있다. 최근 한국 남성들을 대상으로 한 연구 결과를 보면 비만인 사람은 그렇지 않은 사람에 비해 담도암과 갑상선암 발생 비율이 2.2배 더 높았다. 대장암과 전립선암은 1.9배, 간암과 신장암은 1.6배, 폐암과 임파선암은 1.5배 더 많이 발생하는 것으로 나타났다.

비만한 사람이 늘어나면서 현대병 발생도 급격히 증가해 왔다. 성인 당뇨 환자의 70~80%가 심각한 복부비만 상태인데 비만인 사람은 정상인에 비해 당뇨 발생 위험이 3.5배 높다. 당뇨와 함께 많이 나타나는 병으로는 고혈압, 심장병, 뇌졸중이 있다.

비만은 혈액순환에도 악영향을 미쳐 동맥경화, 고혈압 등을 유발한다. 또 관상동맥에서 동맥경화가 일어나면 협심증과 심근경색증 같은 심장질환이 발생한다. 특히 심장병과 뇌졸중은 단 한 번 발생으로 사망까지 초래할 만큼 치명적인 질병이다. 일단 발병하면 재발률이 높아 인생의 많은 시간 동안 병원 신세를 지거나 신체적, 정신적, 재정적으로 심각한 문제에 부딪히고 삶의 만족도를 현저히 떨어뜨리는 무서운 질병이다.

비만 해소를 위한 다이어트는 단순히 외모뿐 아니라 건강과 행복, 삶의 질 향상을 위해 필수적인 선결과제다. 요즘 웰빙과 웰니스 트렌드를 따라 일상에서 꾸준히 다이어트를 하며 아름다운 외모와 내면 건강을 함께 추구하는 것을 '이너 뷰티Inner Beauty'라고 부른다. 이는 외모만 중시하던 과거와 달리 식습관과 생활습관 변화로 보다 근원적인 내면 건강에 더욱 초점을 맞추는 새로운 트렌드다.

생활 속의 운동 권장량

▶ 1주일에 최소 3회 이상, 1회 30분 이상 지속하는 유산소운동을 권장한다.
: 걷기, 조깅, 줄넘기, 수영, 자전거, 테니스, 배드민턴, 등산 등

▶ 1주일에 최소 1,000~2,000kcal의 에너지를 소비할 것을 권장한다.

▶ 미국 스포츠의학회는 1주일에 3회 운동한다고 가정할 때 하루 최소 운동 소비량이 300kcal 이상이어야 한다고 주장한다. 예를 들어 체중 60kg인 사람이 하루 300kcal를 소비하려면 조깅과 수영은 30분, 걷기는 40분 정도 해야 한다.
: 다이어트에서 운동이 중요한 이유는 몸 에너지를 소비하는 VIP 고객이 근육이기 때문이다. 근육이 늘어나면 대사율이 증가해 지방을 빠르게 연소시킨다. 반대로 근육을 잃으면 기초대사량 감소로 체중 증가라는 엄청난 역풍을 맞는다.

3 의사들이 알려주지 않는 다이어트의 진실

인터넷에서 '다이어트'를 검색하다 보면 다이어트 전문병원, 다이어트 클리닉, 비만 클리닉 같은 말을 쉽게 접할 수 있다. 또 양방과 한방 병원 모두 특수한 다이어트 시스템을 도입해 홍보에 열을 올리는 까닭에 매일 수많은 여성이 다이어트 전문가를 방문하고 있다.

그중 효능을 확신할 수 있는 프로그램과 처방은 얼마나 될까? 비만은 주사 몇 대, 약 몇 알 또는 특수한 단기 프로그램으로 해결할 수 있는 문제일까?

살이 찌는 데는 여러 가지 요인이 있지만 많은 경우 개인의 생활습관이 주류를 차지한다. 그러므로 먼저 식습관을 개선하고 운동을 꾸준히 병행하면서 규칙적인 생활습관을 유지하려 노력해야 한다. 스스로 노력하지 않으면 아무리 소문난 병원을 찾아다녀도 결국 다이어트에 실패하고 만다. 오히려 병원의 과도한 처방으로 건강과 많은 돈을 함께 잃을 수도 있다.

다이어트_{diet}란 그리스어 Diata에서 유래한 말로 이는 '건강한 삶을 살아가기 위한 습관'이라는 뜻이다. 결국 다이어트는 생활습관 개선과 함께 장기간에 걸쳐 이뤄져야 한다.

양심 있는 많은 전문가가 다이어트 병원의 처방, 특히 주사와 약물에 의존하는 화학 처방을 비롯해 외과 시술에 해당하는 지방흡입술의 위험성을 지적해 왔다. 이런 처방이 탈모나 요요현상 같은 부작용을 일으킬 수 있음을 계속 경고해 온 것이다.

또한 많은 한방 다이어트 제품이 중국산 약재와 검증받지 않은 물질 사용, 무분별한 비전문가 제조 등으로 많은 논란을 불러일으키고 있는 만큼 그 안전성을 100% 신뢰하기는 어렵다.

식품의약품안전처(식약처)가 공개한 보고서에 따르면 전국의 만 15~59세 남녀 환자 788명이 비만 치료를 위해 병·의원에서 받은 처방전 2,663건 가운데 2,116건(80.4%)이 향정신성의약품이 들어 있는 비만 치료제를 포함하는 것으로 나타났다.

향정신성의약품은 식욕억제 효과가 있어서 비만 치료제로 많이 쓰이지만 4주만 복용해도 중독될 수 있다. 여기에다 3개월 이상 먹으면 폐동맥 고혈압 같은 질병을 유발할 수 있어서 식약청과 대한

비만학회 모두 30일 이상 복용하지 않도록 권고한다는 사실에 유념할 필요가 있다.

비만 치료제의 종류와 그 부작용은 다음 표를 참조하기 바란다.

비만 치료제의 종류와 부작용

구 분	내 용
시부트라민 계열	현재 한국에서 가장 흔히 사용하는 비만 치료제다. 포만감을 느끼게 하는 신경전달물질의 재흡수를 막아 20% 적게 먹고도 배가 부르다는 느낌을 받게 한다. 또 기초대사량을 높여 운동할 때처럼 열량 소비를 늘려준다. 두통, 구강건조, 불면증, 우울증, 나른함, 메스꺼움 등의 부작용이 있다.
올리스타트 계열	지방 흡수를 억제하는 약으로 소화효소를 억제해 섭취한 지방의 약 30%를 배설하게 한다. 시부트라민과 함께 미국 식약청에서 비만 치료제로 허가받았으며 아직까지 위험한 부작용은 보고된 바 없다. 그러나 지방을 대변으로 배설해 가스가 차고 설사가 잦아진다. 방귀나 대변실금, 지방변, 대변량 증가 등이 나타나기도 하며 민감한 환자는 체취 변화를 느낀다. 장기간 복용할 경우 지용성 비타민을 꼭 섭취해야 하며 이 계열의 약은 제니칼 하나뿐이다.

세로토닌 흡수억제제 (SSRI) 계열	항우울제를 장기간 복용할 경우 살이 빠지는 사례가 있어 일부에서 이 약을 비만 치료제로 처방한다. 흔히 식욕억제제로 불리며 유통되고 있지만 가장 문제성 있는 약이다. 이 약은 세로토닌 호르몬을 조절해 우울증을 치료하는데 그 과정에서 식욕이 떨어지는 부작용이 나타난다. 3개월 이상 복용 시 다시 살이 찐다는 연구 결과가 있으며 체질량 지수 30 이상인 비만 환자에게만 사용하도록 되어 있다. 대표적인 약으로는 푸링, 푸리민, 아디텍스, 휴터민이 있고 UN 산하 마약감시기구인 INCB에서 사용 자제를 경고했음에도 불구하고 국내에서 비교적 처방률이 높은 편이다.

다이어트 열풍을 타고 개인의 건강 측면은 소홀히 한 채 다이어트 프로그램을 과잉 처방하거나 비용을 과다하게 청구하는 병원도 있으니 주의해야 한다. 설령 병원의 도움을 받아 일시적으로 살을 빼도 병원에 가지 않으면 다시 살이 찌는 것이 다반사다. 다이어트에 수백만 원을 투자해도 다시 살이 찌면 그간의 노력은 물거품이 되고 만다.

음식과 칼로리 조절, 운동, 해독, 생활습관 개선 같은 근본적인 자기 혁신 없이 다이어트 전문병원에만 의존하면 효과를 보기 어렵다는 사실을 기억해야 한다.

4 과식은 만병의 근원이다

 우리 몸은 조금만 먹어도 살이 찌도록 되어 있다. 만약 그렇지 않았다면 우리 선조들은 기아와의 싸움에서 살아남지 못했을 것이다. 소량의 식사만으로도 살이 찌는 체질은 인류가 진화해 온 결과다. 일반적으로 먹은 만큼 내장지방에 축적하는 것은 자연의 섭리다.

 불교의 단식이나 이슬람교의 라마단에서 짐작할 수 있듯 포식하는 것보다 소식하는 것이 더 건강하게 오래 사는 길이다. 예로부터 선조들은 소식하는 것이 건강 비결이라며 배부르게 먹는 것을 경계해 왔다.
 다양한 동물실험 결과에 따르면 먹이를 40% 줄였을 때 연명 효과가 가장 높고 수명도 1.4~1.6배 늘어났다고 한다.

 인체는 굶주림에는 적응력이 강하지만 배부름에는 그렇지 않아 과식은 인체 건강에 유해하게 작용한다. 그런데 풍요로운 식생활을

누리는 현대인은 일상적으로 하루 에너지 소비량을 초과하는 칼로리를 섭취한다. 여기에다 운동량이 부족해 비만 인구가 급격히 증가하고 있다.

과식은 비만으로 연결되고 비만은 온갖 질환의 발병 위험을 높인다. 특히 비만은 성인병을 유발하는 씨앗이다. 또한 과식은 활성산소 발생량을 늘리는 주범으로 우리 몸이 빨리 늙게 만든다.

가령 당뇨는 최근 국민질병이라 불릴 정도로 급증하는 추세다. 당뇨가 무서운 이유는 그 합병증 때문이다. 혈당 수치가 높을 경우 혈관 손상으로 심근경색이나 뇌경색을 일으킬 위험이 높아진다. 그뿐 아니라 망막병증, 신장기능장애, 신경병증(저림, 통증), 관상동맥질환, 뇌혈관질환 등의 합병증과 함께 심혈관질환의 위험도 높아진다.

당뇨는 자각증상이 없어서 대개 심각한 수준에 이를 때까지 방치하기 십상인데 일단 심각한 증상이 나타나면 완치하기가 어렵다. 식이요법과 운동요법을 병행하지 않고 약으로 혈당을 관리할 경우 두통, 어지럼증, 피로감, 나른함, 초조함, 분노조절 어려움 등의 부작용이 나타나는 사례가 있다.

그러므로 당뇨 치료는 식이요법과 운동요법 병행을 최우선으로 하고 보조수단으로 약물요법을 사용하는 것이 바람직하다.

평소 먹는 양의 80%만 먹으면 의사가 필요 없고 60%만 먹으면 늙지 않는다는 말이 있다. 자신의 대사 능력 이상으로 섭취하는 음식은 몸속에 노폐물로 쌓여 독으로 작용한다. 즉, 과식한 음식은 독이 된다. 그럼에도 불구하고 간혹 식당에서 음식을 남기면 아깝다며 배가 불러도 무리하게 남은 음식을 섭취하는 사람들도 있다.

음식이 더 아까운가, 내 몸이 더 아까운가? 소중한 내 몸을 위해서는 독으로 작용할 수 있는 남은 음식을 과감히 남겨두는 것이 올바른 식습관이다. 건강하려면 포만감을 느끼는 즉시 그만 먹어야 한다.

과식은 소화불량, 위산과다, 급체, 만성소화불량, 위염, 역류성식도염, 위암 같은 질환을 유발하기도 한다. 서양의학의 선구자 히포크라테스도 "속을 비워두는 것이 병을 고치는 비결이다"라고 말했다. 건강하게 장수하려면 소식 습관을 들여야 한다.

과식을 피하기 위해서는 식사 전에 우유나 물을 한 잔 마셔서 허기를 달래고 음식은 오래 씹으며 천천히 먹는 것이 좋다. 특히 콩류, 두부, 살코기, 채소, 과일처럼 단백질과 섬유질이 풍부한 음식은 포만감을 주어 과식을 예방하는 데 도움을 준다.

5 반복되는 요요현상 그 이유는 무엇인가

적절한 체중을 유지하는 것은 성인병 같은 여러 질병을 예방하고 건강을 증진하는 데 중요한 요소다. 사회 활동을 많이 하는 사람의 경우 호감 있는 외모와 아름다운 몸매를 유지하면 삶의 만족도와 행복감이 높아진다.

그래서 많은 사람들이 살을 빼고 싶어 하지만 다이어트를 하다 보면 의도치 않게 요요현상이라는 복병을 만난다. 이는 다이어트를 하면서 체중이 줄었다가 다시 늘어나는 현상이 반복되는 것으로 웨이트 사이클링weight cycling이라고 부르기도 한다.

다이어트 의욕이 넘쳐 무리하게 단식이나 절식을 하면 먼저 수분과 단백질이 빠지고(식사량을 줄이면 음식물 속의 수분도 함께 줄어들어 일시적인 체중감량 효과가 나타난다), 이로 인해 근육이 줄어들어 기초대사량이 감소한다. 기초대사량이 감소한 상태에서는 식사량을 조금만 늘려도 바로 체중이 증가한다. 이는 단기간에 살을 빼고 싶은 마음에 무리하게 단식이나 절식으로 다이어트를 진행하다가 발생하는 부작용이다.

다이어트를 할 때는 체중을 줄이는 것도 중요하지만 줄어든 체중을 잘 유지하는 것은 더 중요하다. 한 달 만에 10kg을 감량했어도 그 체중을 유지하지 못하면 결국 실패한 것이다. 그러므로 단기간에 살을 빼는 것이 아니라 빠진 살을 장기간 유지하는 것에 초점을 맞춰야 한다.

관건은 살을 빼게 해준 식이요법과 운동요법을 습관화하는 데 있다. 힘들게 다이어트에 성공했어도 식욕을 억제하지 못하거나 자제력을 잃고 과식 혹은 폭식을 하면 다시 살이 찔 수밖에 없다. 칼로리 섭취량이 소비량을 초과하는 상황이 지속되면 당연히 비만으로 연결된다.

또한 요요현상은 식습관, 생활습관, 정신력, 환경 요인뿐 아니라 내분비계 호르몬 측면도 충분히 고려해야 한다. 사람마다 체질, 장기기능, 호르몬에 차이가 있기 때문에 똑같은 식이요법과 운동요법을 실천해도 다이어트 결과는 다르게 나타난다.

체중감량 과정에서 식욕을 자극하는 호르몬의 영향을 받아 일시적으로 급격한 변화가 나타날 수도 있다. 단기간에 체중이 줄어도 예전의 영양 상태에 익숙한 몸의 내분비계가 일시적으로 살이 빠진 상태를 내 몸으로 인식하지 않을 수도 있어서다.

적절한 운동과 함께 식사량을 서서히 조금씩 줄여 가면 몸이 여기에 익숙해지므로 허기가 지거나 충동적으로 폭식하는 일이 줄어들어 요요현상이 덜 나타난다. 다이어트에 성공하려면 체계적인 운동으로 근육량을 늘리는 동시에 칼로리 섭취량은 줄이고 영양소(단백질, 각종 비타민과 미네랄)는 골고루 충분히 섭취하면서 조금씩 몸의 변화를 유도해 적응하는 과정을 반복해야 한다.

요요현상을 유발하는 잘못된 다이어트

- » 원활하지 않은 신진대사와 근육 손실을 일으키는 비과학적인 다이어트
- » 영양소 균형을 잃은 원푸드 다이어트
- » 일시적인 영양 불균형을 초래하는 다이어트
- » 극단적인 유산소운동 위주의 다이어트
- » 살은 빠지지 않고 체수분만 빼주는 다이어트
- » 검증받지 않은 약물 다이어트 : 약물을 이용한 체중감량 방식은 비만 합병증이 잠재적 약물 부작용보다 더 심각한 환자에게만 처방해야 한다.

2장

지방이 당신의 운명을 결정한다

건강한 지방세포는 우리 몸에서 에너지를 저장하는 중요한 역할을 한다. 단백질과 탄수화물은 1g당 4kcal의 에너지를 생산하지만 지방은 1g당 9kcal의 에너지를 생산한다. 지방은 단백질이나 탄수화물보다 에너지 효율이 2.25배 더 높다.

우리 몸이 단백질과 탄수화물을 체내에 저장할 때는 물과 1 대 3 비율로 섞지만 지방은 물과 섞지 않고 그대로 저장한다. 만약 단기간에 체중을 감량하면 지방이 아니라 근육과 수분이 빠져나간다.

1 생명의 길 혈관을 청소하라

몸속 곳곳으로 연결된 혈관은 심장에서 뿜어져 나오는 혈액이 인체의 각 장기와 조직을 순환하게 해주는 통로이자 생명의 길이다. 체내 혈관 길이는 무려 10~12km에 이른다. 지구 둘레가 약 4만 km이므로 이는 지구를 두 바퀴 반에서 세 바퀴 정도 감을 수 있는 엄청난 길이다.

최근 인체에서 가장 광범위하게 퍼져 있는 혈관 건강이 나쁘면 코로나19 바이러스 감염증에 매우 취약하다는 사실이 밝혀졌다. 스위스 취리히대학병원의 프랭크 러시츠카 교수 연구팀이 코로나19 바이러스가 혈관을 공격한다는 사실을 학술지〈란셋The Lancet〉에 발표한 것이다. 이 연구팀은 코로나19 사망자 3명을 부검한 결과 사망자의 혈관이 코로나19 바이러스로 가득했고 모든 장기의 혈관이 손상돼 있었다고 했다. 러시츠카 교수는 이렇게 말했다.

"코로나19 바이러스는 혈관 내막에 직접 침투해 혈류를 감소시키고 혈액순환을 방해해서 다발성 장기부전을 유발한다."

　혈관에 문제가 생기면 인체 내의 각종 장기로 향하는 혈류가 줄어든다. 이때 장기가 제대로 영양분을 공급받지 못해 여러 질환을 초래한다. 혈액의 통로인 혈관이 건강해야 산소와 각종 영양분을 원활하게 공급해 세포가 활성화하고 NK세포와 항체 운반으로 면역기능이 좋아지는 등 신체 건강이 향상된다. 반대로 혈액순환이 원활하지 않으면 심장마비나 뇌졸중 위험이 증가하고 면역력이 떨어지는 등 신체 건강이 나빠진다.

　혈관을 청소하는 핵심은 HDL 콜레스테롤이다. 좋은 콜레스테롤로 불리는 HDL은 동맥에 쌓인 혈관 플라크를 청소해 혈액이 잘 순환하게 해준다. 이와 달리 나쁜 콜레스테롤로 불리는 LDL은 동맥에 쌓여 혈관 건강을 떨어뜨림으로써 이상지질혈증 같은 여러 혈관계질환을 유발한다.

　따라서 건강한 삶을 위해서는 HDL 수치와 LDL 수치를 잘 관리해야 한다. HDL 수치를 높이려면 꾸준하게 유산소운동을 하고 체중을 감량하며 올리브유, 오메가-3 지방산, 등 푸른 생선, 견과류 등 건강한 지방을 섭취하는 한편 적절한 음주와 금연을 실천하는 것이 좋다. 사실 이것은 다이어트로 살을 빼고자 하는 사람에게도 적극 권장하는 생활습관이다.

　많은 전문가의 연구에 따르면 올바른 음식과 좋은 영양소 섭취로 몸을 리셋해서 세포의 자연치유력을 회복할 경우 나쁜 유전자가 작동하는 방식을 중성화하거나 최소화할 수 있다고 한다.
　유전자의 활동 여부를 결정하는 것은 건강을 관리하기 위한 개인의 선택과 노력이다. 유전자는 단지 태어날 때 가지고 나온 지도에 불과하고 그 지도를 따라갈지 말 것인지는 세포의 건강 상태가 결정한다.

　특히 다이어트라는 드라마에서 주연은 식이요법과 운동요법이고 유전자는 조연이다. 예를 들어 포도껍질에 들어 있는 항산화제 플라보노이드는 동맥 노화를 촉진하는 염증 단백질 생성을 가로막는다. 비타민 C와 E가 항산화제 역할을 하며 피부를 좋게 하고 노화를 지연하는 것도 같은 이치다. 즉, 항산화 영양소는 노화 유전자를 중화한다.
　결국 우리는 노화 자체는 피하기 어렵지만 노화 속도는 조절할 수 있다. 외부 환경인 식습관과 생활습관을 바꿔 내부 환경인 신체 기능에 변화를 주면 된다. 매일 30분씩 걷는 것만으로도 암세포 성장 속도를 줄이는 유전자 발현을 돕고, 몸에서 일어나는 염증반응을 없애거나 속도를 늦출 수 있다고 한다.

 혈관을 맑게 해주는 가장 강력한 수단은 바로 운동이다. 운동만으로도 혈압, 혈당, 허리둘레, 체지방 비율, 콜레스테롤 수치 등을 한꺼번에 개선할 수 있다. 이러한 수치를 개선하면 뇌졸중, 심장병, 당뇨, 고지혈증, 고혈압 같은 성인병을 동시에 예방할 수 있다. 의사들이 운동을 강조하는 이유가 여기에 있다.

2 당신의 건강수치를 기억하라

우리 몸을 최적의 건강 상태로 유지하려면 몇 가지 중요한 건강수치를 꼭 기억해야 한다. 몸 상태를 측정해서 숫자로 표시하는 것은 관리와 개선을 위해 반드시 필요한 일이다.

인체도 의학 측면에서 의미 있는 수치로 나타내고 있고 이를 적정 수준으로 관리하거나 개선할 때 비로소 건강한 몸으로 인정받는다. 특히 건강을 증진하고 몸매를 아름답게 관리하려면 다음에 소개하는 5가지 건강수치를 알고 있어야 한다.

① **혈압** blood pressure

혈압은 심장 수축으로 만들어진 혈액이 혈관 벽에 주는 압력을 말한다. 혈압은 대체로 낮을수록 좋다. 고혈압보다 저혈압이 좋으며 저혈압인 사람이 보통혈압인 사람보다 평균 5년 정도 수명이 더 긴 것으로 알려져 있다.

혈압을 나타내는 단위는 mmHg로 정상혈압은 수축기 110mmHg

・이완기 70mmHg이고, 고혈압은 수축기 140mmHg・이완기 90mmHg인 경우다. 고혈압이 오랫동안 지속되면 뇌졸중, 뇌출혈, 심부전증, 심근경색증, 동맥경화, 부정맥, 신부전 등의 합병증으로 이어져 사망률을 높이는 요인으로 작용한다. 그래서 '침묵의 살인자'라고 불리는 고혈압은 만병의 근원이다.

건강관리를 위해 혈압이 높은 사람은 술과 담배를 끊고 비만인 사람은 체중을 감량하는 것이 좋다. 여기에 더해 고지방식은 줄이고 채식은 늘리면서 규칙적인 운동을 생활화해야 한다.

② **혈당** blood sugar

혈당은 혈액 속에 들어 있는 포도당의 양을 말하며 혈액 100㎖당 존재하는 포도당 농도를 측정해 수치로 표시한다. 이때 공복혈당이 126mg/㎗ 이상이면 당뇨병으로 진단한다. 정상인의 공복혈당은 100mg/㎗ 미만이며 공복혈당이 100~125mg/㎗면 당뇨병 전단계인 공복혈당 장애로 분류한다. 이는 당뇨 환자는 아니지만 언제든 당뇨가 생길 수 있는 고위험 상태다.

과거에는 공복혈당이 140mg/㎗ 이상인 경우 당뇨로 분류했으나 1999년부터 세계보건기구가 126mg/㎗ 이상으로 기준을 더 엄격하게 조정했다. 혈당이 높으면 심뇌혈관질환 발생 위험도가 일반인에 비해 2~3배 높은 것으로 알려져 있으므로 당 지수 Glycemic Index, GI가 낮은 식품 위주로 섭취하거나 규칙적인 운동을 하는 등 사전 예방관리에 힘써야 한다.

③ **콜레스테롤** cholesterol **수치**

콜레스테롤은 지방 성분의 한 종류로 동물의 세포막 구조에 필수적인 성분이라 모든 동물의 간세포 안에서 합성된다. 콜레스테롤에는 HDL(High Density Lipoprotein, 고밀도지단백)이라 불리는 좋은 콜레스테롤과 LDL(Low Density Lipoprotein, 저밀도지단백)이라 불리는 나쁜 콜레스테롤이 있다.

LDL은 동맥경화를 일으키는 주범인 반면 HDL은 혈관에 쌓인 나쁜 지방을 분해하는 혈관 청소부 역할을 한다. 따라서 HDL은 높을수록 좋고 LDL은 낮을수록 좋다. HDL은 60mg/㎗ 이상, LDL은 100mg/㎗ 이하로 유지하는 것이 바람직하다. 특히 LDL 콜레스테롤이 정상 수치보다 높으면 심근경색, 뇌졸중, 동맥경화 같은 혈관계질환을 일으키는 원인으로 작용한다. 결국 햄, 소시지 등의 가공육과 고기 섭취량을 줄이고 비만도를 낮추는 것이 약물치료 못지않게 중요하다.

④ **체질량 지수** body mass index, BMI

체질량 지수는 키와 몸무게를 이용해 비만 정도를 추정하는 방법으로 몸무게kg를 키m의 제곱으로 나눈 값kg/m^2이다. 예를 들어 몸무게가 60kg이고 키가 170cm라면 BMI 지수는 $60 \div (1.70)^2 = 20.7$이다. 이것은 비교적 정확하게 체지방 정도를 반영하기 때문에 가장 많이 쓰이는 비만지표다. 일반적으로 BMI 지수가 20 미만이면 저체중, 20~25는 정상체중, 25~30은 과체중, 30 이상은 비만, 35 이상은 고도비만으로 구분한다.

그렇지만 연령대별로 측정 기준에 약간 차이가 있으며 대체로 저연령일수록 고연령자보다 기준을 엄격하게 적용한다. WHO의 비만 진단 기준에서는 BMI $30kg/m^2$ 이상을 비만이라고 하지만 대한비만학회에서는 한국인의 경우 BMI 지수가 $25kg/m^2$ 이상이면 비만으로 간주한다. 체성분 분석기로 인체에 미세한 전류를 흘려 넣어 발생하는 저항값을 분석해도 쉽게 측정할 수 있다.

아시아-태평양 비만 진단 기준

(대한비만학회, 2000)

분류	저체중	정상체중	과체중	비만 I	비만 II	고도비만 III
BMI 지수	< 18.5	18.5~22.9	23~24.9	25~29.9	30~39.9	≥ 40

⑤ 체지방률 percent body fat

체지방률은 체중에서 지방이 차지하는 비율을 뜻하며 일반적으로 남성은 25% 이상, 여성은 30% 이상이면 비만으로 간주한다. 체지방률이 중요한 이유는 비만 여부를 가장 정확히 알려주기 때문이다.

키와 체중만으로 비만 정도를 추정하는 것은 정확성이 떨어진다. 근육과 골격량 차이에 따라 결과가 다르게 나올 수 있기 때문이다. 가령 신장이 같아도 근육량이 많을수록 체중이 많이 나간다. 같은 부피의 지방과 근육 무게를 비교할 경우 근육 무게가 지방보다 1.5배 정도 더 무겁다.

다이어트에서 무엇보다 중요한 지표가 체지방률이다. 몸무게가 같아도 체지방률에 따라 체형이 전혀 다르게 나타날 수 있다. 적절한 체지방률을 유지하는 것은 예쁜 몸매와 건강을 위해 매우 중요하다.

체중은 정상이지만 체지방률이 높으면 '마른비만 체형'으로 고혈압이나 당뇨, 고지혈증, 복부비만 등 대사성질환에 걸릴 위험이 높아진다. 체지방률을 줄이려면 닭가슴살처럼 단백질 비중이 높은 음식 섭취와 근력운동, 유산소운동을 병행하는 것이 좋다. 이것은 근육 손실을 최소화하면서 체지방률을 줄이는 데 도움을 준다.

3 지방을 없애는 비결

코로나19 확산으로 사회적 거리두기를 실천하면서 많은 사람이 헬스장 같은 다중이용시설 이용과 외부 활동을 줄이고 집에 머무는 시간이 늘어나자 체중이 증가해 일명 **확'찐'자**(운동량 부족으로 체중이 급증한 사람들을 빗댄 말로 코로나발 신조어다)가 되었다는 말이 회자되고 있다.

운동량은 줄어들고 먹는 양은 늘어나면 체중이 증가하는 것은 당연한 이치다. 문제는 그렇게 늘어난 체중이 대부분 지방 증가에 따른 것이라는 데 있다. 이는 건강 측면에도 좋지 않고 그동안 애써 가꿔온 몸매가 흐트러져 스트레스를 받는 요인이 될 수 있다.

지금은 냉장고 문만 열어도, 밖에 나가 잠시만 걸어도 먹을 것이 지천으로 눈에 들어오는 세상이다. 이처럼 주변에 맛있는 음식이 너무 많아 식욕을 억누르는 일이 무척 힘들다. 더구나 '먹는 즐거움'은 인간의 본능적 욕구 중 하나다. 그러면 마음껏 먹으면서 늘어난 지방을 확 태워버리는 비법은 없을까?

세상에 공짜로 얻을 수 있는 것은 없다. 무엇이든 얻으려면 대가를 지불해야 한다. 이 원리는 뱃살을 빼는 것에도 마찬가지로 적용된다. 지방을 없앨 때 가장 중요한 것은 근육을 키우는 일이다. 근육은 칼로리를 소모하는 대사 능력을 발휘하며 근육 1kg은 하루 80~240칼로리를 소모한다. 결국 뱃살에 가득한 지방을 태우는 가장 확실한 방법은 근육을 늘리는 운동을 하는 것이다. 운동이 최고의 보약이다.

근육은 우리 몸의 1차 에너지 소비자다. 근육이 늘어나면 사용 가능한 에너지는 증가하고 지방은 덜 쌓인다. 또한 근육은 우리 몸을 지탱해 주는 든든한 동맹군이다. 우리 몸의 가장 강력한 지방연소 장치가 바로 근육임을 꼭 기억해야 한다.

누구나 근육을 잃으면 체중 증가라는 역풍을 맞는다. 뱃살 없는 아름다운 몸매를 선물하는 삼총사는 근력운동, 유산소운동, 유연성 운동이다. 이 3가지를 조화롭게 활용할 경우 정직한 우리 몸이 환상적인 아름다움을 선사할 것이다.

운동은 외적 아름다움뿐 아니라 근력, 지구력, 순발력을 높여 체력 증진에 큰 도움을 준다. 피로를 모르는 강철 체력을 원한다면 반드시 운동을 해야 한다. 특별히 좋아하는 운동이 없다면 걷기를 적극 추천한다. 매일 30분씩만 걸어도 근력과 근지구력을 재건하는 데 큰 도움을 받을 수 있다.

 이동할 때 승강기나 에스컬레이터를 이용하는 대신 계단을 오르내리는 것도 좋다. 운동은 매일 하는 것이 바람직하며 적어도 1주일에 세 차례 이상, 한 번에 최소 30분 이상은 해야 한다.
 다이어트 프로그램 중 운동을 경시하는 방법은 일시적 효과는 있어도 결국 요요현상을 피하기 어렵다. 운동과 영양소 섭취는 다이어트 성공의 핵심 요소다. 다이어트의 시작은 적게 먹는 것이고, 다이어트의 완성은 많이 움직이는 것이다.
 사실상 다이어트에는 원칙만 있을 뿐 비법은 없다. 적게 먹는 것만으로는 부족하고 많이 움직이는 것만으로도 한계가 있다. 이 2가지를 균형 있게 병행하는 것이 최선책이다. 결국 다이어트는 방법을 몰라서가 아니라 실천하지 않아서 실패하는 것이다.

 무조건 적게 먹는 것이 능사는 아니다. 지나친 단식이나 절식을 지속해 영양소 결핍이 일어나면 면역력이 떨어져 건강을 잃고 만다. 먹는 총량은 줄이되 3대 영양소를 비롯해 비타민과 미네랄을 고르게 섭취하는 것이 건강유지를 위해 매우 중요하다.
 특히 근육 생성에 도움을 주는 단백질은 늘리고 탄수화물과 지방은 줄이는 식사를 해야 한다. 일상생활 중에 접하기 쉬운 커피, 콜라, 사이다, 햄버거, 피자 같은 인스턴트식품이나 주류는 뱃살을 늘리는 일등공신이므로 경계해야 한다.

4 지방을 알아야 몸을 살린다

건강한 지방세포는 우리 몸에서 에너지를 저장하는 중요한 역할을 한다. 단백질과 탄수화물은 1g당 4kcal의 에너지를 생산하지만 지방은 1g당 9kcal의 에너지를 생산한다. 지방은 단백질이나 탄수화물보다 에너지 효율이 2.25배 더 높다.

우리 몸이 단백질과 탄수화물을 체내에 저장할 때는 물과 1 대 3 비율로 섞지만 지방은 물과 섞지 않고 그대로 저장한다. 만약 단기간에 체중을 감량하면 지방이 아니라 근육과 수분이 빠져나간다. 실제로 운동선수들은 시합을 앞두고 체중을 조절하기 위해 수분 섭취를 줄이고 사우나로 땀을 빼 단기간에 몇 kg의 체중을 줄인다.

지방 조직에는 백색지방 조직과 갈색지방 조직이 있다. 백색지방 조직은 에너지 저장소 역할을 하고 갈색지방 조직은 열 발산으로 체온을 유지해 준다. 지방세포는 인체에 고급 단열재 역할을 하면서 체온을 지켜준다. 또한 외부 충격으로부터 오장육부를 보호하는 완충재 역할을 하고 에너지 공급, 원활한 관절 움직임 지원 등 생존에 필요한 일을 한다.

결국 지방을 무조건 제거하는 것은 건강에 해로우며 반드시 적정량을 유지해야 한다. 단, 비만인 경우 여러 가지 건강상의 부작용을 초래하므로 적절한 수준의 체지방을 유지하는 것이 바람직하다.

우리 몸을 해치는 나쁜 지방은 멀리하는 것이 좋다. 그 대표적인 것이 트랜스지방과 포화지방이다. 트랜스지방은 액체 상태의 식물성 기름을 가공해 고체 형태의 경화유를 만드는 과정에서 생긴다. 과자나 패스트푸드, 튀김, 도넛이 경화유를 사용해서 만든 대표적인 가공식품인데 이들은 혈관에 나쁜 LDL 콜레스테롤을 비롯해 심혈관질환과 비만 위험을 높이는 요인이다.

WHO와 식약청은 트랜스지방의 악영향을 고려해 규제를 강화하고 있다. 그러다 보니 음식 맛을 좌우하는 지방을 빠뜨릴 수 없어 대신 포화지방 사용이 늘어나고 있다. 포화지방은 주로 육류의 지방질, 유제품, 코코넛이나 팜유로 섭취하는데 이것 역시 LDL 콜레스테롤을 높이고 심혈관질환을 일으키는 요인으로 작용한다.

인생에서 먹는 즐거움을 버리고 살기는 어렵다. 그런데 음식 맛은 지방이 크게 좌우하므로 지방을 전혀 먹지 않겠다고 선언하는 것은 평생 맛없는 음식만 먹겠다고 하는 것과 다를 바 없다.

사실상 지방이 전혀 없는 '지방 제로' 식단을 차리는 것은 거의 불가능에 가깝다. 트랜스지방과 포화지방 섭취에 따른 피해를 최소화하고 싶다면 하나의 대안으로 오메가-3 지방산 섭취를 추천한다.

오메가-3의 가장 중요한 효능은 혈관 건강에 도움을 준다는 점이다. 그 밖에 각종 염증 완화, 뇌기능 향상, 치매 예방, 어린이와 청소년의 두뇌 발달에 도움을 준다. 또 중성지방 수치가 높거나 당뇨가 있는 사람, 천식과 아토피 등 알레르기질환이 있는 사람, 류머티즘관절염 혹은 퇴행성관절염에 시달리는 사람, 유방암 경험이 있는 사람도 오메가-3를 섭취하는 것이 좋다.

일부에서는 오메가-3를 영양제보다 생선으로 섭취하는 것이 좋다고 주장한다. 문제는 고등어나 연어 같은 생선을 매일 규칙적으로 먹기가 쉽지 않다는 데 있다. 그렇다면 영양제 형태로 섭취하는 것이 오히려 더 효과적일 수 있다.

한편 미국심장협회는 오메가-3를 하루 3g 이상 섭취하지 말 것과 출혈이 많은 수술을 앞두고 있을 경우 수술하기 2~3일 전에 섭취를 중단하라고 권고한다.

5 인슐린 저항성을 개선하라

지방 저장 호르몬인 인슐린(insulin, 혈당을 낮춰주는 호르몬. 췌장의 β 세포에서 분비됨)을 알아야 다이어트가 쉬워진다. 음식물을 섭취하면 탄수화물이 소화 과정을 거쳐 포도당으로 전환되면서 혈액 내 포도당 농도인 혈당이 올라간다. 혈액 내 포도당을 에너지로 활용하려면 포도당이 세포 속으로 들어가야 한다. 이때 포도당이 세포 속으로 들어가게 해주는 것이 인슐린이다. 한마디로 인슐린은 세포의 문을 여는 열쇠 역할을 한다. 음식물을 섭취해 혈당이 상승하면 췌장에 있는 베타(β)세포가 이를 즉시 감지해 인슐린을 분비함으로써 혈당을 조절한다.

만약 인슐린이 부족하거나 없으면 우리가 섭취한 음식물의 포도당이 세포 속으로 들어가 에너지원으로 쓰이지 못하고 혈액 속에 남는다. 그 탓에 혈당이 높아지면 혈액이 끈적끈적해진다. 그 결과 모세혈관이 막히고 순환장애가 일어나 암, 고혈압, 당뇨, 고지혈증, 고콜레스테롤증, 전립선비대증, 비만 등 각종 합병증을 유발한다.

특히 이것은 난치성 질환의 원인이기도 하다.

비만을 극복하고 당뇨를 예방하기 위해서는 먼저 인슐린 저항성 insulin resistance, IR이 무엇인지 알아야 한다. 젊은 시절에는 우리 몸이 인슐린에 민감하게 반응하기 때문에 인슐린의 양이 적어도 세포 문이 잘 열린다.

그러나 설탕, 액상과당 같은 탄수화물을 과다 섭취하거나 간식과 군것질 형태로 너무 자주 먹으면 인슐린 분비량이 점차 늘어나 혈관 속에 혈당과 인슐린이 함께 높아지는 악순환이 되풀이된다. 이 경우 인슐린 저항성이 생겨 혈액 속에 인슐린이 있어도 세포 문이 열리지 않는다. 이로 인해 포도당이 세포 속으로 들어가지 못하면 혈당 수치가 올라가고 인슐린 분비는 더 늘어나는 현상이 반복된다. 그 결과 인슐린이 간, 근육 등의 조직에서 제 기능을 하지 못하는 상태인 인슐린 저항성이 나타난다.

평소 탄수화물을 과도하게 섭취할 경우 인슐린 민감도가 낮아져 혈당을 조절하는 데 더 많은 인슐린이 필요해진다. 이에 따라 인슐린 저항성이 높은 사람은 아무리 적게 먹어도 살이 찐다. 이런 현상은 출퇴근 시간에 지하철역에서 줄을 서서 기다려도 열차가 초만원 상태면 승차하기 어려운 것과 마찬가지다.

인슐린 기능 저하로 세포 속 포도당이 글리코겐 형태로 빨리 전환되지 않아도 혈액 속 포도당이 세포 속으로 이동하지 못한다. 세포 속에 이미 포도당이 많이 있기 때문이다. 세포 속에 넘쳐나는 포도당을 에너지로 소비하지 못할 경우 포도당은 글리코겐으로 전환된다.

이것을 일정 기간 내에 에너지로 사용하지 않으면 다시 지방으로 전환돼 몸에 축적되면서 비만을 유발한다. 비만은 각종 성인병을 초래하는 원인으로 작용한다. 결국 비만을 극복하는 첫걸음은 단것을 멀리하는 일이다. 당분 섭취는 다이어트의 최대 적이다.

비만을 극복하고 아름다운 몸매를 유지하려면 탄수화물 섭취를 줄이고 대신 식이섬유가 풍부한 음식을 먹는 것이 좋다. 여기에 더해 충분한 수면, 스트레스 해소, 규칙적인 운동을 꾸준히 실천하는 라이프스타일을 유지해야 한다.

우리 몸에는 면역력과 자연치유력이라는 훌륭한 의사가 있다. 식품첨가물이나 합성화학물질이 들어 있는 가공식품과 약물을 멀리하고 자연식으로 영양을 고루 섭취하며 올바른 생활습관을 지키면 자연치유력을 회복해 인체의 모든 기관이 건강해진다.

프랑스 속담에 "맛있다는 이유만으로 건강에 좋지 않은 음식을 먹는 것은 이빨로 자신의 무덤을 파는 행위다"라는 말이 있다. 맛

위주로 음식을 선택하는 사람과 건강에 유익한 음식을 먼저 고려하는 사람의 몸이 같을 수는 없다.

현대인의 건강을 위협하는 최고의 적인 당뇨, 고혈압, 동맥경화, 암은 대부분 생활습관병이다. 질병이 발생하는 원인에는 환경과 유전적 요인이 있는데 그중 식습관이 차지하는 비중이 가장 크다. 건강을 지키려면 입이 좋아하는 음식보다 몸에 좋은 음식을 섭취해야 한다. 내가 먹는 음식이 피와 살이 되고 세포가 되어 몸을 구성한다. 결국 식이요법이 다이어트 성공의 80%를 차지한다는 사실을 기억해야 한다.

당뇨에 도움을 주는 음식과 영양소

음식	인삼, 여주, 마늘, 양파, 강황, 계피, 녹차, 현미, 식이섬유, 생선, 소고기안심 등
영양소	비타민 B1, 비타민 B6, 비타민 B12, 비타민 C, 비타민 D, 비타민 E, 아연, 크롬, 코엔자임Q10, 오메가-3 등

» 이것은 인슐린 분비를 촉진하고 당뇨를 개선하는 데 도움을 주는 대표적인 음식이다. 단, 췌장의 근본적인 기능 향상을 위해서는 리코영양소 Glyco Nutrients를 꾸준히 섭취하는 것이 효과적이다.

다이어트의 시작! 식품의 GI지수를 알아보자

콩류/해주류

채에 거른 팥소	80
두부 부침	46
팥	45
유부	43
두부	42
된장	33
콩	30
캐슈너트	29
아몬드	25
두유	23
피스타치오	23
땅콩	20
다시마	17
미역	16
김	15

야채/근채류

감자	90
당근	80
산마	75
옥수수	75
호박	65
밤	60
은행	58
고구마	55
마늘	49
우엉	45
양파	30
토마토	30
팽이버섯	29
대파	28
생강	27
양배추	26
피망	26
무	26
양상추	23
물냉이	23
청경채	23
오이	23
샐러드채	22
숙주	22
콩나물	22
시금치	15

곡류/빵/면

바게트빵	93
식빵	91
떡	85
우동	85
백미	84
롤빵	83
베이글	75
콘프레이크	75
라면	73
마카로니	71
크로와상	70
파스타	65
흰죽	57
현미	54
밀가루	55
중화면	50
보리	50

과일

딸기잼	82
파인애플	65
건포도	57
바나나	55
포도	50
망고	49
멜론	41
복숭아	41
사과	36
키위	35
블루베리	34
레몬	34
귤	33
배	32
오렌지	31
자몽	31
딸기	29

조미료

후추	73
카레	49
고추냉이	44
마요네즈	15
간장	11
양겨자	10
소금	10
식초(곡물초)	3

우유/유제품/알

연유(가당)	82
아이스크림	65
생크림	39
가공치즈	31
버터	30
달걀	30
저지방유	26
우유	25

육류/어패류

베이컨	49
햄	46
돼지고기	46
소시지	46
닭/오리고기	45
전복	44
오징어/낙지	40
고등어	40

» GI^{Glycemic Index} 지수는 탄수화물에 들어 있는 당질의 양을 기초로 혈당치 상승률을 비교한 값으로 당질 지수라고도 한다. 탄수화물은 체내에서 포도당으로 전환된 후 흡수가 이뤄지는데 이때 포도당의 혈당치를 100으로 놓고 특정 음식을 섭취했을 때 혈당 상승률을 수치화한 것을 GI 지수라고 한다.

» GI 지수는 숫자가 클수록 혈당치를 높이는 속도가 빨라진다는 것을 의미한다.

3장

다이어트는 과학이다

다이어트에 성공하는 기본 공식은 식습관과 운동요법을 8 대 2 비율로 관리하는 것이다. 거의 절대적이라 할 정도로 식습관 비중이 높다. 이는 아무리 열심히 운동을 해도 식습관을 개선하지 않으면 다이어트에 성공하기 어렵다는 뜻이다.

그렇다고 운동이 전혀 의미가 없다는 얘기는 아니다. 다이어트에 지속적으로 성공하려면 운동이 반드시 필요하다. 매일 규칙적인 운동을 하는 것은 규칙적인 식사만큼이나 필수적인 일이다.

1 다이어트가 힘든 이유

 TV와 유튜브 등 동영상 미디어 시대를 살아가는 현대인에게 날씬한 몸을 선호하는 사회적 분위기는 엄청난 스트레스로 다가온다. 누구나 살을 빼고 싶은 마음이 간절하지만 넘쳐나는 맛있는 음식을 보고 참는 것은 보통 힘든 일이 아니다. 먹고 싶은 것을 참는 건 대단히 고통스런 일이다. 식욕이 인간의 본질적 욕구이기 때문이다.
 그런데 아쉽게도 다이어트에서 가장 중요한 것은 바로 식습관이다. 그 식습관 개선이 어렵다 보니 다이어트에 성공하는 것도 마치 고난의 행군처럼 다가온다.

 다이어트에 성공하는 기본 공식은 식습관과 운동요법을 8 대 2 비율로 관리하는 것이다. 거의 절대적이라 할 정도로 식습관 비중이 높다. 이는 아무리 열심히 운동을 해도 식습관을 개선하지 않으면 다이어트에 성공하기 어렵다는 뜻이다. 그렇다고 운동에 전혀 의미가 없다는 얘기는 아니다. 다이어트에 지속적으로 성공하려면 운동이 반드시 필요하다. 매일 규칙적인 운동을 하는 것은 규칙적인 식사만큼이나 필수적인 일이다.

다이어트 성공 공식 1

식습관 8 : 운동 2

영양소 (단백질, 각종 비타민과 미네랄, 물 2L 이상)
+ 운동 (유산소운동, 근육운동)

건강하고 아름다운 몸매를 유지하려면 적당히 포만감이 느껴질 때 먹는 것을 그만두어야 한다. 음식이 남았다고 배가 부른데도 꾸역꾸역 먹는 것은 내 몸에 음식물 쓰레기를 축적하는 것이나 마찬가지다. 성인병은 대개 많이 먹는 탓에 생긴다.

먹고살기가 여유롭지 않던 시절에는 '잘 먹고 잘 살자'는 것이 모토였지만 지금 같은 영양 과잉 시대에는 '덜 먹고 잘 살자'가 건강한 삶을 위해 더 바람직하다. 아무리 좋은 음식도 지나치게 많이 먹으면 나쁜 음식이 된다. 몸속 쓰레기가 늘어나기 때문이다.

그렇다고 무조건 적게 먹는 것이 능사는 아니다. 사람들은 대부분 일을 하며 살아가므로 무작정 먹지 않고 지낼 수는 없다. 단순히 음식의 양을 줄이는 다이어트 방식은 단기적으로 살을 빼주기도 하지만 이를 장기적으로 지속하기 어려워 보통 요요현상을 겪는다.

각종 모임과 회식자리에서 좋아하는 지인과 어울리며 맛있는 음식과 고기, 술을 접하다 보면 다이어트 의지가 무너지기도 한다. 특히 현대인은 의자에 앉아 몸을 잘 움직이지 않고 두뇌만 회전하는 경우가 많아 체지방을 연소할 기회가 줄어들면서 비만해지기도 한다.

다이어트에서 가장 중요한 점은 식이요법과 운동요법을 병행하되 지속적이어야 한다는 것이다. 식이요법과 운동요법 중 하나만 하면 좋은 결과를 얻기 어려우며 이를 병행해야 비로소 성공할 수 있다. 또한 살이 빠지는 속도가 느리다고 좌절하지 말고 자신이 무엇을 섭취하고 있는지, 운동을 꾸준하게 열심히 하는지 돌아봐야 한다.

여성은 남성보다 다이어트에 성공하기가 더 힘든 편이다. 비만 기준이 남성에 비해 훨씬 엄격하기 때문이다. 그래서 다이어트에 실패하는 여성이 아주 많다. 기초대사량이 남성에 비해 상당히 낮다는 것도 여성에게 불리한 요인으로 작용한다.

다이어트를 위한 식이요법과 운동요법을 실천하기가 어려운 이유는 이것이 가장 원시적인 본능과의 싸움인 탓이다. 맛있는 음식을 마음껏 먹고 싶은 욕구를 억제하는 것은 굉장히 어려운 일이다.

또한 더 자고 싶고 더 편안하게 쉬고 싶은 원초적 본능을 극복하고 매일 근육에 고통을 줘야 비로소 운동의 효과가 나타난다. 현실을 보자면 헬스클럽에 등록한 뒤 작심삼일로 끝나는 경우가 상당히 많다. 운동을 습관화하는 일은 결코 만만치 않다. 결국 다이어트의 최대 적은 내 안에 있다. 당신의 적은 바로 당신이다.

다이어트에 성공하려면 식이요법과 운동요법을 성공적으로 완수해야 한다. 다시 말해 날씬하고 아름다운 몸매를 가꾸기 위해서는 자기와의 싸움에서 독하게 이겨내야 한다. 세상에 공짜는 없다. 날씬하고 아름다운 몸매를 유지하는 사람은 식이요법과 운동이라는 난관을 극복한 인간 승리자다.

2 비만 탈출을 위한 4가지 전제 조건

비만은 과도한 열량 섭취와 잉여 열량 저장으로 체지방이 과다하게 축적된 상태를 일컫는 말이다. WHO는 고도비만을 21세기 신종 전염병으로 분류할 만큼 심각한 사회문제로 인식하고 있다. 비만은 암, 고혈압, 당뇨, 고지혈증, 동맥경화증, 뇌졸중, 지방간, 담석증, 퇴행성관절염, 폐쇄성 수면무호흡증, 통풍, 생리불순 등의 합병증을 유발한다. 즉, 비만은 만병의 원인이자 건강의 시한폭탄이다. 비만을 유발하는 환경 요인에는 과음·과식 같은 잘못된 식습관, 외식 증가, 운동 부족, 스트레스 등이 있다.

다이어트를 위한 포괄적인 식이요법 원칙은 식사량을 제한하고 칼로리 소비를 늘리는 것이다. 그런데 식사량을 줄이면 배고픔을 참기 어려워 지속하기가 쉽지 않다. 이를 피하기 위해 식사량을 줄이는 대신 식사 종류를 바꿔 포만감을 느끼도록 하는 것이 더 바람직하다. 비만에서 탈출하려면 식단에 몇 가지 변화를 주어야 한다.

첫째, 채소나 해조류를 중심으로 열량은 적고 식이섬유와 수분 함량이 높은 식품으로 바꾼다. 이는 포만감이 높아 배가 고프지 않으면서 열량이 낮아 다이어트에 도움을 준다.

둘째, 지방 섭취를 줄인다. 단백질과 탄수화물은 1g당 4kcal의 열량을 내지만 지방은 1g당 9kcal의 열량을 낸다.

셋째, 염분 섭취를 줄인다. WHO가 권장하는 일일 염분 섭취량은 2,000mg인데 반해 한국인의 하루 평균 염분 섭취량은 4,349mg으로 2배가 넘는다. 특히 우리가 즐겨 먹는 국, 찌개, 라면은 대체로 염분 함량이 높으므로 국물보다 건더기 위주로 먹는 것이 좋다. 고염식은 체지방량을 늘려 혈압을 높이고 혈관 손상을 일으키는 요인이기 때문이다.

넷째, 케이크, 과자류, 설탕, 액상과당 같은 당분 섭취를 줄인다. 당분은 노화를 촉진하고 수명을 단축할 뿐 아니라 혈당을 급격히 높여 당뇨를 유발한다. 또한 당분은 내장지방이 증가하는 원인이자 다이어트의 최대 적이다.

비만 탈출을 위한 10가지 건강한 식습관

1. 당분, 고지방, 고칼로리 식사는 피하고 신선한 채소를 충분히 먹는다.
2. 하루 세 끼를 제외한 간식이나 야식을 철저히 배제한다.
3. 배가 고프지 않으면 식사 때가 되어도 음식을 섭취하지 않는다.
4. 포만감을 느끼도록 천천히 식사한다.
5. 인스턴트식품과 패스트푸드는 먹지 않는다(피자, 햄버거, 치킨, 튀김류, 가공식품 등).
6. 설탕과 액상과당이 들어 있는 음식은 섭취하지 않는다(콜라, 사이다, 과일주스 등).
7. 저염식을 한다. 과도한 나트륨 섭취는 세포 대사를 느리게 해서 비만의 원인이 된다.
8. 각종 비타민과 미네랄을 고르게 섭취한다.
9. GI 지수가 낮은 탄수화물을 섭취한다(현미밥, 고구마, 토마토, 생선 등).
10. 양질의 단백질을 섭취한다(콩류, 계란, 생선, 살코기, 닭가슴살 등).

내장지방 제거를 위한 생활 속의 *Tip!*

마늘껍질이 내장지방을 없애준다!

마늘의 주요 성분은 탄수화물 20%, 단백질 3.3%, 지방 0.4%, 섬유질 0.92%, 회분 13.4%다. 여기에다 비타민 B1, 비타민 B2, 비타민 C, 글루탐산, 칼슘, 철, 인, 아연, 셀레늄, 알리신 등 다양한 영양소가 들어 있다.

마늘껍질은 암세포 사멸에 좋은데 한국영양학회지 연구에 따르면 내장지방에도 효과적이라고 한다. 마늘껍질은 마늘 알맹이보다 식이섬유 함량이 약 4배 높다. 폴리페놀 함량은 알맹이의 7배에 이르고 활성산소를 없애는 항산화 효과도 알맹이보다 1.5배나 뛰어나다. 내장지방은 지방간 위험을 2배로 높인다. 그런데 마늘껍질을 말린 가루는 흔히 배불뚝이라 불리는 뱃살 내장지방을 없애는 데 좋다.

마늘껍질을 활용하는 방법은 이렇다.
먼저 마늘껍질을 잘 벗겨내 냉동실에 보관한다. 이것을 양파껍질 등 각종 채소의 껍질과 함께 섞어 육수를 내면 조미료 없이도 깊은 맛을 낼 수 있다. 그렇게 끓여서 우려낸 물을 생수 대용이나 차로 마셔도 좋다. 차 맛은 보리차와 비슷하다.
또 마늘껍질을 프라이팬에 살짝 볶아 물에 달여 마시거나 빻아서 뜨거운 물을 부어 마늘껍질차로 마시는 방법도 있다. 마늘껍질에 열을 가하면 대표적인 항산화 물질인 폴리페놀과 플라보노이드 성분이 증가해 활성산소를 제거하는 데 도움을 준다.

생마늘은 매운맛 때문에 다량 섭취가 어려우므로 쪄서 먹는 것이 좋다. 마늘은 쪄도 영양가에 거의 변화가 없으며 오히려 마늘 특유의 매운맛이 사라져 먹기에 좋고 소화와 흡수 비율도 높다. 마늘을 먹은 후 마늘 냄새를 없애고 싶으면 우유를 천천히 마시거나 녹차, 재스민차, 허브차를 약간 진하게 타서 마시면 효과적이다. 따라서 마늘을 이용한 음식을 제공할 때는 후식으로 녹차나 허브차를 제공하면 좋다. 마늘을 까느라 손가락 끝에 밴 냄새는 식초 몇 방울을 떨어뜨린 후 씻으면 말끔히 없어진다.

최근 대구한의대 연구팀이 '마늘껍질'의 암세포 억제 효과를 연구한 결과 마늘껍질 추출물이 폐암, 위암, 유방암, 간암, 대장암 세포 등 다양한 암세포 억제 효과를 내는 것으로 밝혀졌다. 특히 마늘껍질은 유방암, 간암 세포에 적은 양으로도 상당한 항암 효과를 냈다. 유방암 세포는 억제율이 90%에 달해 가장 강력한 항암 효과를 보였고 간암은 87%, 위암은 71%의 억제율을 보였다.

3 운동을 해야 하는 이유

 다이어트에서 빼놓을 수 없는 것이 바로 운동이다. 땀은 절대로 거짓말을 하지 않는다. 매일 꾸준히 운동하는 습관을 들이면 건강한 다이어트에 큰 도움을 준다. 운동할 때의 고통은 잠깐이지만 체중감량 후의 즐거움은 평생 간다.
 운동은 유산소운동, 무산소운동, 유연성운동으로 나눠 살펴볼 필요가 있다.

 유산소운동은 산소를 사용해 체내에 저장된 지방과 탄수화물을 태워 에너지를 생성하는 것을 말한다. 걷기, 조깅, 마라톤, 자전거 타기, 수영, 줄넘기, 에어로빅 등 비교적 오랜 시간 지속할 수 있는 운동이 여기에 해당한다. 이러한 운동은 체지방 감소로 다이어트에 도움을 주고 비만, 당뇨, 고혈압 환자에게도 효과적이다. 특히 유산소운동은 세로토닌 분비를 촉진해 우울증과 치매를 예방하고 스트레스를 해소하는 데도 도움을 준다.

무산소운동은 산소가 아니라 에너지를 사용하는 운동으로 단시간에 폭발적이고 강한 힘을 낸다. 아령이나 바벨, 덤벨 등 무거운 기구를 이용해 근육을 강화하는 웨이트 트레이닝 운동이 여기에 해당한다.

다이어트를 할 때는 특히 근육운동이 중요하다. 근육운동은 근육량을 늘리고 기초대사량을 증대해 운동을 하지 않는 시간에도 꾸준히 체내 칼로리를 소모하는 장점이 있다. 그래서 근육은 인체의 쓰레기 소각장 역할을 한다. 사용하고 남은 잉여 열량을 태워버리는 곳이 근육이다.

또한 근육운동은 다이어트 효율을 극대화하고 체력 향상과 신체 균형을 도와 탄력 있고 균형 잡힌 몸매를 만들어준다. 체력이란 근력, 지구력, 순발력을 말한다. 피로를 모르는 강철 체력을 원한다면 고강도 근육운동을 추천한다. 근육운동은 지방을 없애는 지름길이다.

당뇨가 있는 사람은 식사 후에 운동을 하는 것이 좋고 체중을 줄이기 위한 운동은 아침식사 전에 하는 것이 좋다. 아침 공복기에는 체내 탄수화물 양이 감소해 혈중 유리지방산FFA을 사용하기에 용이하기 때문이다.

적절한 운동 횟수는 1주일에 5회다. 운동 시간은 한 번에 1시간 정도가 바람직하며 유산소운동, 무산소운동, 유연성운동을 균형 있게 하는 것이 다이어트에 도움을 준다.

　운동을 하면 혈관 청소부 역할을 하는 HDL 콜레스테롤 수치는 높아지고 혈관 손상을 유발하는 혈압과 혈당은 떨어진다. 혈관이 깨끗할 경우 뇌졸중과 심장병 등 치명적인 혈관계질환을 예방할 수 있으며 성기능도 향상된다.
　나이나 질병 유무, 운동 경력 등에 따라 개인의 몸 상태는 각기 다르므로 자신의 몸에 적합한 운동을 선택해야 한다. 전문가의 지도를 받으면 부상을 방지하고 안전하게 오래 지속할 수 있으며 운동 효과도 확실하게 나타난다.

　북미 원주민이 기우제를 지내면 반드시 비가 온다는 말이 있다. 그 이유는 그들이 비가 올 때까지 기우제를 지내기 때문이다. 현재 비만인 사람들도 처음부터 비만이었던 것은 아닐 것이다. 다만 살이 찌도록 먹는 것을 점차 늘리면서 몸을 움직이지 않았을 뿐이다.
　살을 빼는 것은 찌는 것과 반대로 하면 된다. 평소보다 조금씩 적게 먹고 계속 운동하면 살은 빠진다. 사실 그 이상의 비결은 없다. "천재는 노력하는 사람을 이길 수 없고 꾸준한 것이 가장 혁명적인 것이다"라는 말처럼 반복해서 계속 노력하는 것이 몸매를 건강하고 아름답게 가꾸는 최선의 길이다.

운동은 살을 빼기 위해 일시적으로 하는 것이 아니라 밥을 먹듯 매일 반복해 평생의 습관으로 자리 잡게 하는 것이 바람직하다. 이를 위해서는 자신의 취향이나 기초체력에 적합하고 좋아하는 운동을 선택해 즐기면서 하는 것이 좋다. 운동은 재미와 취미, 건강을 목적으로 하는 것이 올바른 방법이다.

다이어트로 살을 뺄 때와 날씬해진 상태를 유지하려 할 때 꼭 기억해야 할 것은 고른 영양 섭취와 운동을 병행해야 한다는 점이다. 다이어트는 상당히 정직하다. 노력한 만큼 변화가 저울에 정확히 나타난다.

다이어트 성공 공식 2

① 섭취 칼로리량 – 소비 칼로리량 = 체중 변화
② 다식소동 多食少動 → 소식다동 小食多動 = 체중감량

우리 몸은 배고픔을 고통으로 받아들이는 사람에게는 비만을, 배고픔을 즐기는 사람에게는 아름다운 몸매를 선물한다.
배고픔을 즐겨라!

다이어트에 좋은 집에서 하는 맨몸운동 *Tip!*

① **플랭크**^{Plank}
: 어깨, 복근, 등, 기립근, 엉덩이 등 코어근육을 강화하는 전신운동.

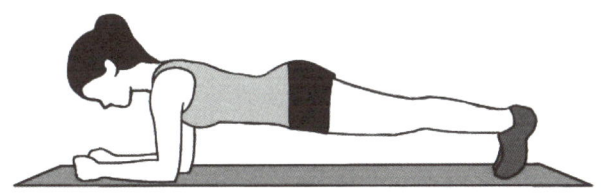

② **푸시업**^{Push up}
: 대흉근, 삼두근, 삼각근, 등상부, 어깨근육, 기립근과 손목 강화.

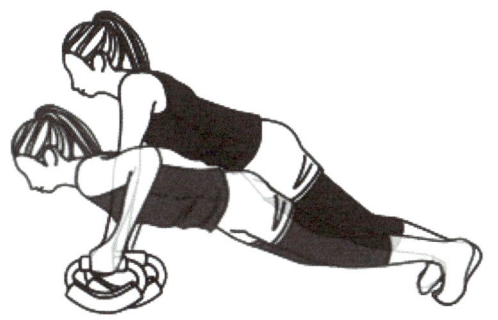

③ **런지**Lunge

: 허벅지, 엉덩이 등 하체근력 강화. 애플힙 만들기의 끝판왕.

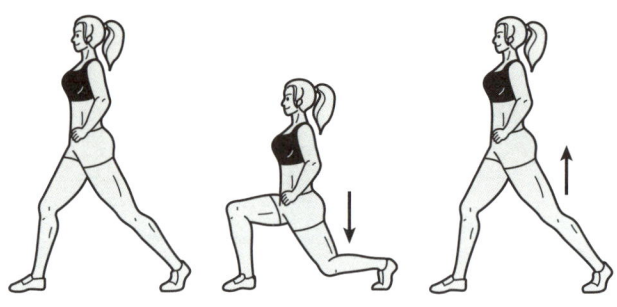

④ **스쿼트**Squat

: 허벅지, 엉덩이, 기립근 등 하체 근력 강화로 기초대사량 증가. S라인 몸매.

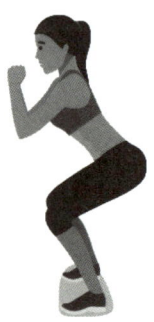

⑤ **벤치딥스** Bench Dips

: 삼두근, 삼각근, 어깨근육, 가슴근육 강화로 상체의 고른 발달.

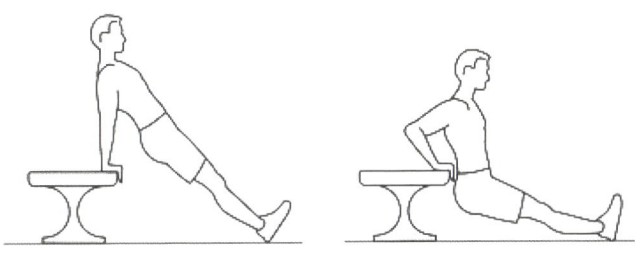

⑥ **윗몸일으키기** Sit-up

: 탄탄한 복근, 내장기능 강화로 지구력, 유연성 향상과 기초대사량 증가.

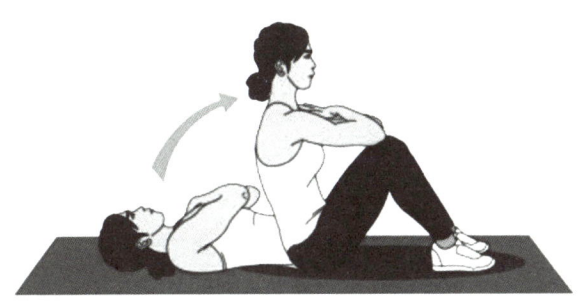

⑦ 레그레이즈 Leg Raise

: 복근, 아랫배 군살 제거, 허리근육 강화.

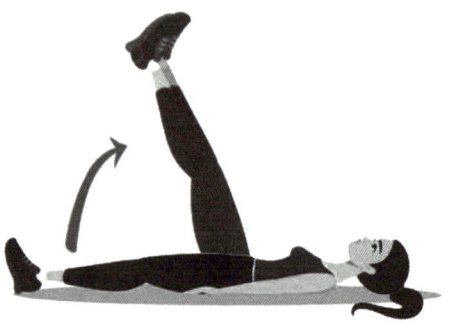

4 아름다운 몸매를 만드는 2가지 비결

살을 뺀 뒤 요요현상을 겪지 않고 평생 날씬한 몸매를 유지하려면 생활습관을 칼로리 소비를 늘리고 근육을 키우는 활동 패턴으로 바꿔야 한다. 그 유일한 비결은 일상에서 살찌지 않는 생활습관을 들이는 것인데 가장 가성비 좋은 방법은 다음 2가지다.

첫째, 인체의 기둥인 허벅지 근육을 키운다.
사람의 다리는 자동차의 엔진과 비슷하다. 엔진이 망가지면 자동차가 굴러가지 못하는 것처럼 사람은 다리가 부실할 경우 움직일 수 없다. 사람이 늙으면서 가장 걱정해야 하는 것은 흰 머리카락과 늘어지고 쭈글쭈글해지는 피부가 아니다.

바로 다리와 무릎이 불편해 거동이 어려워지는 것을 걱정해야 한다. 사람의 전체 골격과 근육의 절반은 두 다리에 있으며 평생 소모하는 에너지의 70%를 두 다리에서 소모한다. 인체에서 가장 큰 관절과 뼈는 다리에 모여 있고 근육 크기가 가장 큰 곳도 허벅지 근육이다.

과연 어떻게 해야 다리를 튼튼하게 할 수 있을까?

다리를 단련하는 가장 좋은 방법은 걷는 것이다. 다리의 임무는 걷는 일이고 다리가 열심히 일하게 하는 것이 곧 단련이다. 강한 다리를 원한다면 걸어야 한다. 걷고 또 걸어라. 비싼 '신비의 약'을 찾을 필요가 없다. 운동만 규칙적으로 하면 다이어트에 큰 도움을 받을 수 있다.

승강기나 에스컬레이터 대신 계단을 이용하고 요리나 청소를 하는 등 신체 활동을 하는 것도 도움을 준다. "건강하게 오래 살려면 우유를 마시는 사람보다 우유를 배달하는 사람이 돼라"는 말이 있다. 동의보감에서도 약보藥補보다는 식보食補요, 식보보다는 행보行補라고 했다. 걷지 않으면 모든 걸 잃어버린다. 편안한 삶이 건강한 삶의 가장 큰 적이다.

둘째, 제2의 심장이라 불리는 종아리 근육을 키운다.

종아리는 중력에 따라 하체에 집중된 체내 혈액을 다시 심장으로 올려 보내는 중요한 역할을 담당한다. 혈액순환의 시작점은 바로 심장이다. 혈액은 심장에서 출발해 전신에 산소를 공급하고 다시 심장으로 돌아온다.

다리는 심장에서 가장 거리가 멀기 때문에 종아리 근육이 약하면 혈액을 뿜어 올리는 펌프기능이 떨어져 혈액순환이 원활하지 않을 수 있다. 특히 나이가 들면 노화와 운동량 감소로 종아리 근육이 쇠퇴한다. 근육량과 근력이 급격히 줄어들면 이는 근감소증으로 이어질 수 있다. 근감소증은 보행장애와 낙상 사고를 유발하고 작은 충격에도 골절되는 등 부상을 초래하므로 주의해야 한다. 노인의 경우 근감소증은 낙상, 골절을 일으켜 사망 위험을 높이는 요인 중 하나로 꼽힌다.

종아리 근육에 문제가 생기면 하지부종이나 하지정맥류 같은 질병이 발생할 위험이 높다. 종아리의 혈액순환 기능이 떨어지면 부종이 생기고 통증이 따르며 심한 경우 정맥 판막이 손상되는 하지정맥류가 나타날 수 있다. 하지정맥류가 생기면 다리가 무겁게 느껴지고 자주 저린다. 특히 밤에 다리에 쥐가 나 자주 깬다면 하지정맥류를 의심해 볼 필요가 있다.

종아리 근육을 강화하기 위해서는 운동이 필수다. 무엇보다 유산소운동과 함께 근력운동을 병행하는 것이 좋다. 하루 30분 이상 걷거나 자전거 타기, 등산, 계단 오르내리기, 스쿼트, 까치발 운동(발뒤꿈치를 들었다가 바닥 직전까지 내리는 것을 반복하는 운동)을 반복하는 것이 종아리 근육을 강화하는 데 도움을 준다.

체내 지방의 최고 소비자는 근육이다. 근육을 늘리는 것이 지방을 없애는 지름길이다. 결국 다이어트의 기본은 근육량 증대로 기초대사량을 늘려 체지방 분해를 촉진함으로써 탄탄하고 균형 잡힌 몸매를 만드는 데 있다.

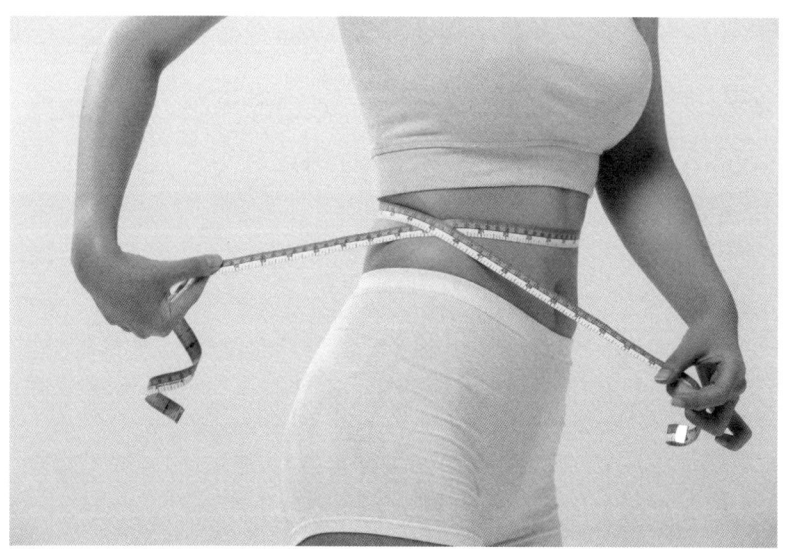

5 살빼기 식사법의 정석

살을 빼도 요요현상을 겪지 않고 평생 날씬한 몸매를 유지하는 것은 한두 가지 약이나 식품으로 간단히 해결할 수 있는 문제가 아니다. 핵심은 생활습관을 칼로리 소비량을 늘리는 쪽으로 바꾸고 근육을 키우는 활동 패턴을 유지하는 데 있다.

가령 단것, 고지방식, 야식, 군것질, 간식을 먹는 습관은 다이어트에 해로운 식습관이다. 다이어트로 살을 빼는 지름길은 단것과 군것질, 간식을 멀리하는 습관을 들이는 것이다. 단것을 자주 많이 섭취하면 당연히 살이 찐다. 당질 지수가 높은 음식물을 수시로 섭취할 경우 인슐린이 쉼 없이 분비되어 포도당을 지방으로 저장하기 때문에 비만해진다.

살을 빼기 위한 기본 식사법은 당질 제한과 저탄수화물 위주의 식사다. 특히 낮보다 열량 소모량이 떨어지는 밤에 먹는 야식은 비만은 물론 역류성식도염, 위장장애, 충치, 우울증 등을 일으키는 주범이므로 더욱더 피해야 한다.

수면 호르몬 멜라토닌은 소화기관이 쉬어야 충분히 분비된다. 그런데 야식을 하면 멜라토닌 분비가 감소해 수면이 방해를 받으면서 우울증이 올 수 있다. 저녁식사 이후 다음 날 아침식사 때까지 약 12시간 동안 소화기관이 쉬게 해야 한다. 이때 해독기관이 작동해 인체의 각종 독소와 노폐물을 제거한다. 그렇지만 야식을 먹으면 소화기관이 움직이면서 해독기관이 멈춰 대사 작용 부조화가 일어나기 때문에 노폐물 축적과 비만을 초래한다.

음식 맛을 내는 데 중요한 역할을 하는 지방은 칼로리가 높은 에너지 공급원이다. 지방은 탄수화물과 달리 별다른 추가 에너지 소모 없이 체지방으로 전환된다. 지방 섭취 제한은 비만 조절과 건강에 중요한 요인이지만 이때 전체 지방량뿐 아니라 섭취하는 시방의 종류를 살펴봐야 한다.

포화지방과 트랜스지방 같은 나쁜 지방의 섭취량은 줄이고 오메가-3 지방산 같은 착한 지방의 섭취량은 늘리는 것이 좋다.

현대인은 점점 빵, 햄버거, 라면, 피자, 인스턴트식품, 패스트푸드 등 서구식 음식 문화에 익숙해지고 있다. 그러나 비만을 방지하고 건강을 지키기 위해서는 오히려 자연식품에 관심을 기울여야 한다. 한자 약藥은 '풀艹을 먹으면 몸이 즐거워진다樂'는 의미가 함축된

글자로 '풀 초草와 즐거울 락樂'이 합쳐져 만들어진 글자다. 가능한 한 숲과 들에서 나오는 자연식을 접시에 담고 자연이 준 신선한 과일과 채소를 먹는 것이 좋다. 여기에다 일상에 지친 내 몸과 마음을 치유하는 셀프 테라피스트therapist가 되는 것이 건강한 삶에 다가서는 길이다.

  자연식에서 멀어지고 인스턴트식품에 가까워질수록 자가면역질환에 걸릴 위험률이 급격히 증가한다. 현재 미국에서는 2명 중 1명이 자가면역질환 상태에 놓여 있다고 한다. 자가면역질환이란 인체의 면역체계가 인체 자체의 조직을 이물질로 착각해 공격하면서 거의 모든 장기와 계통에 영향을 미치는 여러 가지 만성질환을 말한다.
  여기에 해당하는 질환으로는 알레르기, 천식, 만성피로, 크론씨병(장염), 섬유근육통, 당뇨, 루푸스(홍반성 낭창), 악성빈혈, 건선·백선, 류머티스관절염, C형 간염, 궤양성 결장염 등을 포함해 80종에 이른다. 이러한 자가면역질환을 극복하는 가장 손쉬운 방법은 통곡물이나 과일, 채소 같은 자연식을 가까이하는 식습관을 들이는 것이다.

  음식은 피를 만들고 그 피가 만든 세포가 내 몸을 구성한다. 결국 음식이 곧 몸이다. 모든 병은 입으로 들어온다는 말이 있듯 먹고 마시는 것을 항상 의식하고 관찰해야 한다. 맛도 중요하지만 몸은 더 중요하므로 건강에 유익한 음식을 잘 섭취하는 것이 무병장수의 지름길이다.

다이어트로 살을 빼는 목표는 세월의 강을 건너야 이뤄진다. 한 순간, 한 순간 반복적으로 무엇을 먹고 어떻게 움직였느냐가 미래를 결정하는 것이다. 반복이 달인을 만들 듯 아름다운 몸매는 반복의 결과물이다. 다이어트에 성공했다가 다시 살이 찌는 요요현상을 겪는 이유는 시도한 다이어트 방법을 계속 반복하지 않고 중단했기 때문이다.

생활 속의 다이어트 Tip!

하루에 물 2L를 마셔라

WHO는 100세 이상 장수하는 조건 중 하나로 '깨끗한 물' 섭취를 꼽았다. 물은 단순히 갈증만 해소하는 것이 아니라 건강한 신체 유지를 돕는다. 또한 물은 몸에 불필요한 찌꺼기를 땀이나 대소변으로 배출하게 함으로써 신진대사를 활성화하고 체내 균형을 잡아준다. 그뿐 아니라 내장 활동을 돕고 섭취한 음식물의 영양소를 흡수·소화하는 데 도움을 준다.

피부가 거칠거나 변비가 있는 사람, 손발이 찬 사람은 대개 물을 적게 마신다는 공통점이 있다. 깨끗한 물만 충분히 마셔도 수명이 늘어난다. 일본의 환원수 전문가로 《힐링 워터》를 쓴 가와무라 무네노리 박사는 "깨끗한 공기를 위해 공기청정기를 꼼꼼히 고르듯 물도 제대로 골라 마셔야 한다"며 "물에 집착하는 것이 공기에 집착하는 것보다 중요하다. 건강식품을 사 먹는 것보다 훨씬 중요한 것이 몸에 좋은 물을 마시는 것이다"라고 강조했다.

상수도 시설 보급은 수인성 전염병을 예방해 영유아 사망률을 대폭 낮췄고 깨끗한 위생은 수명을 늘리는 데 크게 기여했다. 인류의 평균 수명을 획기적으로 늘려놓은 일등공신은 바로 물이다. 사람이 하루에 배출하는 수분은 소변 약 1.4L, 소변 외로 배출하는 수분 약 1L로 총 2.4L에 달한다. 따라서 하루에 적어도 2.4L의 수분을 섭취해야 한다. 사람이 하루에 음식으로 섭취하는 수분은 1L 정도이므로 식사 외에 1.5L의 수분을 보충해야 한다.

그럼 사람마다 신체 크기나 체중이 다른데 일률적으로 섭취해야 할까? 한국수자원공사 자료에 따르면 하루에 필요한 적정 수분 섭취량은 자기 몸무게에 0.03L를 곱한 양이다. 만약 몸무게가 70kg이면 70×0.03=2.1로 하루에 2.1L, 60kg이면 1.8L, 50kg이면 1.5L의 물을 섭취하는 것이 좋다는 얘기다.

물은 한 번에 500㎖ 이상 마시지 말고 조금씩, 천천히, 자주 마시는 것이 좋다. 윤활 작용을 하는 물은 장에 주는 최고의 서비스다.

이처럼 물은 인체에 소중한 보약이지만 누구에게나 약이 되는 것은 아니다. 필요 이상으로 많이 마시면 독이 되는 사람도 있다. 정상인은 물을 많이 마셔도 문제될 것이 없지만 우리 몸에서 정수기 역할을 하는 신장기능이 떨어진 사람이 물을 많이 마시면 신장에 큰 부담을 줄 수 있다. 또 간경화증, 울혈성심부전, 갑상선기능저하증, 부신기능저하증 등을 앓는 환자가 물을 너무 많이 마실 경우 오히려 독이 될 수 있으므로 주의해야 한다. 짧은 시간에 너무 많은 양의 물을 마시면 혈중 나트륨 농도를 떨어뜨려 '나트륨과소혈증hyponatremia'을 유발할 수 있으니 물은 천천히, 조금씩, 자주 마시는 것이 좋다. 사람의 신장은 1시간에 약 500cc의 물만 걸러주므로 한 번에 1L(1,000cc)를 마시면 나트륨과소혈증이 나타날 수 있다. 특히 신장기능이 약한 노인이나 영유아는 수분을 섭취할 때 지나치지 않도록 주의해야 한다.

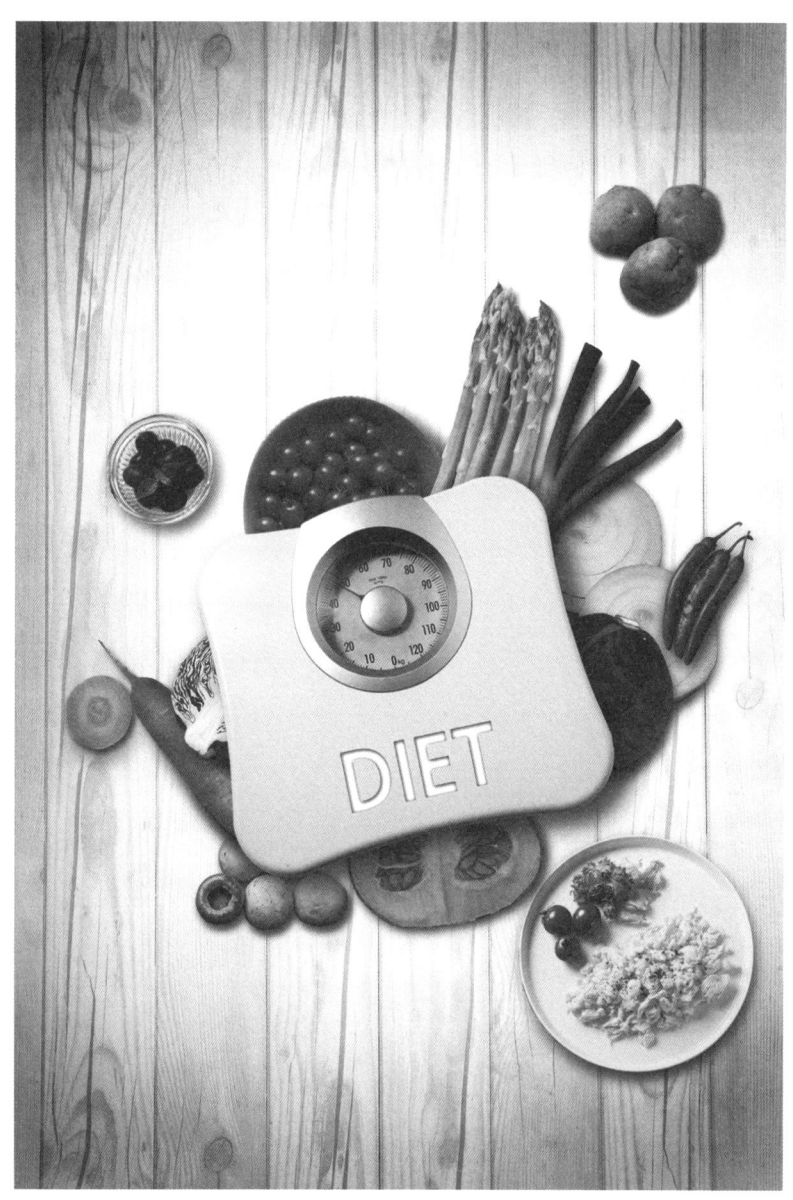

4장

다이어트로
몸을 성형하라

글리코영양소는 식물성이자 무독성이라 남녀노소 누구나 건강보조식품으로 섭취가 가능하다. 글리코영양소가 결핍되면 생활습관병, 자가면역질환, 과면역질환, 저면역질환, 중추신경질환, 다운증후군, 파킨슨병 등이 생길 수 있다. 세포 간의 정보 교환으로 자기방어, 자기회복, 자기조정 기능을 수행해 인체 면역력과 자연치유력의 회복을 돕는 것이 글리코영양소다.

면역다이어트는 글리코영양소를 섭취해 신체의 순환과 대사를 원활하게 만듦으로써 세포의 자연치유력으로 자연스레 살이 빠지게 하는 것이다. 이는 체중을 줄이는 데 목적을 두기보다 몸이 건강해져 자연스럽게 체지방을 조절하도록 하는 방법이다.

1 내 몸을 살리는 글리코영양소

모든 세포의 세포막은 당사슬로 코팅되어 있다. 이것은 생체 정보 전달, 세포 간의 상호 작용, 면역 작용 등 중요한 역할을 담당한다. 세포가 이동할 때 올바른 길을 찾아가도록 위치를 알려주는 것이 바로 당사슬이다.

따라서 당사슬의 재료인 글리코영양소를 충분히 섭취하지 않으면 아무리 양질의 비타민과 미네랄을 섭취해도 건강을 유지할 수 없고 효소나 유전자가 충분히 제 기능을 발휘하지 못한다. 이는 갑자기 자동차의 내비게이션이 고장 나 방향을 잃고 헤매는 상황과 유사하다.

우리 몸의 세포는 당사슬이라는 구조물을 이용해 서로 통신하고 적군과 아군을 구별하는 인지와 식별 기능을 한다. 그런데 음식으로 자연스럽게 섭취해야 할 당사슬 재료인 글리코영양소 섭취가 부족해지면서 현대의학이 그 이유를 알지 못하는 수많은 자가면역질환이 나타나고 있다.

　당사슬은 인간의 생명기능을 유지하는 데 필수적인 것으로 그 기능이 완전해야 건강하게 살 수 있다.

　모든 자가면역질환은 세포에 당화Glycosylation 결함이 생기면서 세포 간의 소통 오류로 내 몸의 정상세포를 적으로 오인해 공격하는 질환이다. 항생제와 스테로이드제 같이 증상만 완화해 주는 약물 대증요법으로는 이 질환을 근본적으로 치료할 수 없다. 내 몸의 정상세포를 공격하지 않도록 글리코영양소를 충분히 섭취해 당사슬을 풍부하게 만들어주면 세포기능은 자연스럽게 정상화한다.
　면역 작용에서 가장 중요한 것이 면역세포가 적군과 아군을 잘 구별하는 능력이다.

　현대인이 풍요 속에서 비만과의 전쟁에 굉장한 관심을 보이자 그 해결 방법이 무분별하게 확산되고 있다. 그중에는 다이어트와 함께 건강을 증진하는 것이 아니라 오히려 면역력을 떨어뜨리거나 요요현상이 나타나는 방법도 있으므로 주의해야 한다.
　비만의 주요 원인은 만성염증이다. 우리 몸은 과식, 정제탄수화물 과다 섭취, 환경호르몬 노출, 미세먼지, 농약이나 방부제에 노출된 식품 섭취로 부지불식간에 독소를 축적하고 있다. 비만을 극복하려면 먼저 이러한 만성염증 물질을 해독, 중화, 배출하려는 노력을 기울여야 한다.

해독을 진행해 독소를 신속히 중화해서 배출하면 세포와 조직의 자연치유력을 회복할 수 있다. 그러면 신체 면역력과 대사 능력이 정상화하면서 체지방이 줄어들고 건강한 몸으로 돌아간다.

글리코영양소는 독소 인지와 방어 작용으로 면역이 균형을 이루게 하고, 대사조절 시스템으로 지방과 당 대사를 정상화하기 때문에 염증 유발 인자가 감소한다. 대표적인 예로 앰브로토스(독점 특허를 받은 글리코영양소 함유)를 기반으로 한 매나테크 Mannatech사의 트루헬스 시스템과 G-클린 Glyco-Clean 요법은 글리코영양소를 주원료로 해서 천연의 칭징하고 균형 있는 영양을 공급한다. 그리고 인체가 스스로 해독하지 못해 몸속에 축적된 독소를 배출함으로써 비만의 근본 원인을 제거해 준다.

독소 제거, 세포 활동 정상화, 면역시스템 복구가 일어나면 내 몸 안의 수많은 의사가 깨어나면서 현대의학이 불치병이나 난치병으로 부르는 비만과 자가면역질환을 비롯한 각종 만성질환이 자연스럽게 사라진다. 이 놀랍고 신비로운 인체 작용은 그야말로 기적 miracle 이외에 달리 표현할 말이 없다.

2 소문난 명품 다이어트 비법

 현대인은 애써 노력하지 않으면 운동이 부족해질 수밖에 없는 생활환경에서 살아가고 있다. 우리의 주요 이동 수단은 승용차, 지하철, 버스고 고층 빌딩 안으로 들어가면 승강기와 에스컬레이터가 즐비하다. 쇼핑도 인터넷이나 모바일로 주문하면 택배로 배달해 주기 때문에 장을 보러 가는 횟수가 줄어들었다.
 이처럼 몸을 움직일 일은 점점 줄어드는데 맛있는 음식은 넘쳐나면서 비만 인구가 갈수록 급증하고 있다. 현대인은 이미 오래전부터 온갖 방법으로 비만과의 전쟁을 치러왔다. 그리고 여전히 많은 사람이 다이어트에 관심을 기울이고 있다.

 그럼 여기서 몇 가지 다이어트 방법을 소개하겠다. 어떤 방법이든 개인의 상황이나 신체 특성에 맞게 취사선택해야 한다는 점을 꼭 기억하기 바란다. 특히 단순히 살을 빼기 위한 목적보다 건강한 다이어트 방법을 실천하는 데 초점을 두어야 한다.

간헐적 단식intermittent fasting은 영국 BBC의 다큐멘터리 프로그램 진행자 마이클 모슬리가《 간헐적 단식법 》을 출간하면서 널리 알려졌다. 이 책에서 모슬리는 '먹고, 단식하고, 장수하라' 3가지를 강조하며 5 대 2 다이어트 방법을 제시했다.

그 방법은 1주일에 5일은 충분히 식사하고 2일은 한정된 칼로리 내에서 섭취하는 것이다. 이틀 동안 하루에 16시간을 금식하고 8시간 동안은 식사를 한다. 이틀간의 칼로리 섭취 제한을 오래 지속하면 체중감량에 도움을 받을 수 있다.

그러나 장시간 단식은 극심한 허기를 불러와 단식 후 폭식하는 문제를 야기할 수 있다. 즉, 이것은 인내력이 약한 사람이 성공하기 어려운 다이어트 방법이다. 또한 임산부나 당뇨 환자, 운동선수, 수험생에게도 적합하지 않다. 아무리 좋은 식사법일지라도 실천할 수 없으면 그림의 떡에 불과하다.

1주일에 이틀 동안 간헐적 단식을 하는 것은 주간 총칼로리를 조절해 주는 장점이 있다. 사실 매일 바쁘게 살아가는 직장인은 본의 아니게 장시간 식사를 하지 못하는 상황에 놓여 자연스럽게 간헐적 단식을 하기도 한다. 어쩌면 이것은 많은 사람이 경험해 본 단식법일지도 모른다.

원푸드 다이어트one food diet는 사과, 포도, 다시마, 초절임 콩, 김치, 두부, 녹차, 토마토, 감자, 고구마, 채소, 벌꿀, 레몬, 바나나, 자몽 등 한 가지 식품을 선택해 1주일에 3일 동안 섭취함으로써 열량을 줄여 자연스레 살이 빠지는 원리다. 이것은 누구나 쉽게 따라 할 수 있고 며칠 만에 눈에 띄게 체중감량 효과가 나타나 많은 사람이 시도하는 다이어트 방법이다.

하지만 이 방법은 일시적·단기적인 다이어트로는 적합할 수 있으나 장기적·지속적으로 실천하기에는 문제가 많고 다소 위험하기도 하다. 무엇보다 한 가지 음식만 섭취하는 원푸드 다이어트 방식은 영양 불균형을 초래해 건강에 나쁜 영향을 미칠 수 있다. 또 일상적인 식사로 돌아갈 경우 다시 살이 찌는 요요현상이 나타날 가능성이 크다. 과도하게 열량을 제한하면 근육량이 감소해 기초대사량이 낮아진다. 여기에다 탈모, 탈수, 불면증, 빈혈증, 저혈압, 골다공증, 생리불순 등 건강에 심각한 부작용이 나타날 수 있다.

단기적인 다이어트로 효과를 보려는 욕심에 지나치게 절식하면 필연적으로 다이어트의 복병인 요요현상이 나타난다. 다시 말해 단백질과 미네랄 등 다양한 영양소 공급이 부족한 식단으로 지나치게 절식할 경우 근육이 빠지는 결과를 초래한다. 이때 기초대사량이 줄어들면서 오히려 일정 기간 이후 더 살이 찌는 현상이 나타날 수 있으니 주의해야 한다.

우리 몸은 갑자기 변하는 게 아니라 서서히 변한다. 같은 맥락에서 다이어트는 결코 단기간에 성공할 수 없다. 최소한 3~6개월 이상 균형 잡힌 올바른 식이요법과 운동요법을 병행하면서 꾸준히 실천하고 습관화할 때 비로소 성공할 수 있다.

키토제닉 다이어트 ketogenic diet는 저탄수화물, 고지방 식이요법 중 하나로 1920년대에 간질 환자와 뇌종양 환자를 치료하기 위해 고안한 식이요법이다. 이 식단에서는 탄수화물 섭취를 하루 20g 미만으로 제한하고 근육 생성과 몸의 대사를 위해 단백질을 적정량 섭취하며, 나머지 연료로 쓸 에너지의 열량을 건강한 지방으로 섭취한다.

키토제닉 식단의 핵심은 탄수화물을 줄여 지방을 연료로 사용하고 호르몬 정상화로 '배고플 때 먹고 내 몸이 필요로 하는 만큼 먹는 것'에 있다. 우리 몸은 탄수화물과 지방을 유연하게 에너지로 사용할 수 있는 하이브리드 머신과 같다.

이것은 대사 과정에서 활성산소와 염증을 일으키는 탄수화물(1g당 4kcal 열량) 섭취를 줄이고 좋은 연료인 지방(1g당 9kcal 열량)을 에너지로 사용하게 한다는 측면에서 다른 식이요법에 비해 매우 효과적이다.

이 식이요법은 당뇨, 지방간, 비만 치료에 효과적이라는 평가를 받지만 신장 손상을 초래할 수 있다. 그러므로 신장, 췌장, 담낭 질환을 앓는 사람이나 대사장애 환자와 어린이는 피하는 것이 좋다.

 키토제닉 다이어트의 장점은 맛있는 고기를 먹으며 살을 뺄 수 있다는 점이다. 많은 사람이 다이어트에 도전했다가 실패하는 가장 큰 이유는 식욕을 조절하지 못해서다. 식욕은 의지가 아닌 호르몬 문제다. 즉, 우리의 식욕은 그렐린ghrelin이라는 식욕촉진 호르몬과 렙틴leptin이라는 식욕억제 호르몬이 조절한다.
 굶지 않고 음식을 먹으면서 체중을 감량하면 식욕촉진 호르몬인 그렐린을 자극할 일이 없어 공복 시간을 길게 가져갈 수 있다.

 다이어트에는 여러 가지 방법이 있는데 단순히 다이어트에만 목적을 두고 무리하게 살을 빼는 것은 바람직하지 않다. 날씬해지는 것도 좋지만 더 중요한 것은 내 몸 건강이다. 날씬한 몸을 얻었어도 영양결핍으로 면역력을 잃고 각종 질환으로 고생하거나 병원 신세를 진다면 오히려 다이어트를 하지 않은 것만 못하다.
 다이어트를 하느라 돈을 지불해가며 고생한 뒤 질병을 치료하느라 또 고생하며 많은 비용을 들이는 안타까운 일은 없어야 한다.
 다이어트를 하려면 독하게 결심해야 한다. 가장 좋은 다이어트는 요요현상 없이 효과가 지속되는 다이어트다. 이를 위해서는 자신의 다이어트 방식을 습관화해야 한다.

습관은 제2의 천성이라고 했다. 건강한 식습관과 올바른 운동습관을 들여야 큰 기적을 만들어낼 수 있다. 독한 결심과 부단한 노력 없이 현실에 안주하면 비만 문제는 결코 해결할 수 없을 것이다.

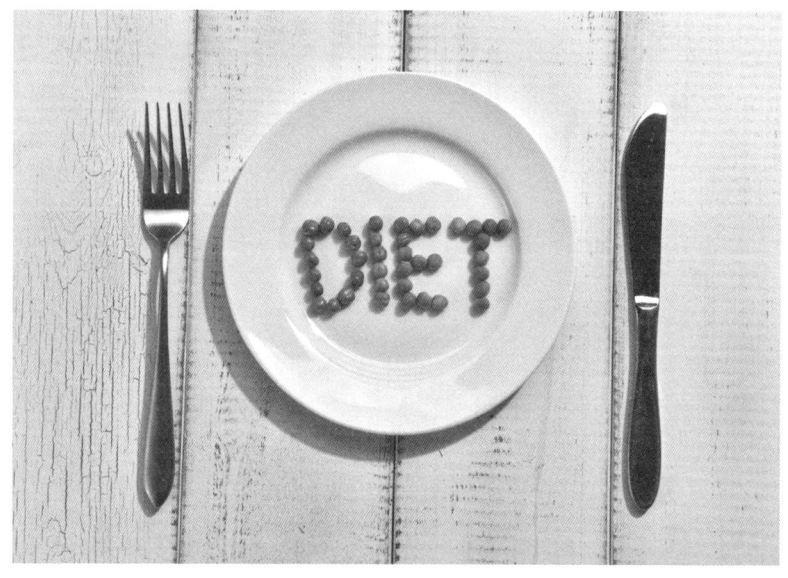

3 세포를 지배하는 사람이 인생을 지배한다

우리 몸은 다른 모든 생명체와 마찬가지로 시간이 지나면 망가지게 구성되어 있다. 다행히 우리 몸은 망가져도 효율적으로 수선이 가능하도록 설계되어 있다. 신체 노화는 세포가 재생력을 잃는 과정에서 필연적으로 발생한다.

미토콘드리아나 텔로미어(telomere, 노화가 진행되면서 텔로미어 길이가 짧아지는 것으로 밝혀졌다)가 본래 역할을 수행하지 못하면 손상된 세포는 재생이 불가능하다. 그때 재생을 도와주는 핵심 영양소가 바로 글리코영양소다. 글리코영양소를 충분히 섭취하면 세포의 재생 능력을 활성화해 노화 자체는 피하지 못해도 노화 속도는 늦출 수 있다.

단백질 효소 텔로머라제(telomerase)는 몸을 자동 복원하고 세포가 건강하게 유지되도록 염색체의 텔로미어를 보호·수선하는 역할을 한다. 부모에 따라 출생지가 결정되듯 타고난 유전자는 되돌릴 수 없다. 하지만 그 유전자가 발현하는 방식은 얼마든지 바꿀 수 있다.

예를 들어 매일 30분씩 걷는 운동은 암세포의 성장 속도를 늦추는 유전자 발현을 돕는다. 또 몸에서 일어나는 염증반응을 없애거나 속도를 늦춰준다. 유전자 지도는 지도일 뿐이고 그 지도를 보고 가는 방법은 다양하다. 지름길로 가거나 우회해서 먼 길을 돌아갈 수도 있는 것이다.

운동이 건강에 좋다는 것은 널리 알려진 사실이다. 운동은 체력 향상, 비만 해소 등 육체 건강뿐 아니라 정신과 마음 건강에도 특효약이다. 나아가 운동은 뇌신경세포 노폐물인 베타아밀로이드$^{\beta}$ -amyloid를 깨끗이 청소함으로써 뇌의 인지기능을 높이고 치매를 예방하며 텔로미어 길이가 짧아지는 속도를 늦춰 노화 속도를 늦추는 효과가 있다.

우리 몸은 줄기세포 stem cell를 이용해 스스로를 더 강하게 만들고 시시각각 몸을 약하게 만드는 각종 질환에 대항할 저항력을 갖춘다. 문제는 나이가 들어감에 따라 몸이 줄기세포를 점차 잃는다는 점이다. 손상된 여러 장기를 치유하는 데 사용하거나 화학 치료, 방사선 그리고 활성산소 같은 독소로 인해 파괴되기 때문이다. 줄기세포가 줄어들면 몸은 스트레스 관련 질환에 점점 더 취약해진다.

줄기세포에는 신체의 모든 장기로 분화하고 무한으로 재생하는 놀라운 능력이 있어 질병 치유에 커다란 능력을 발휘한다. 또한 줄기세포는 스스로를 빨리 복제하는 데 선수다. 나이를 먹으면서 몸에 여러 가지 증상과 증후가 나타나는 것은 골수에서 내보내는 줄기세포 수가 점차 줄어들기 때문이다. 각종 스트레스 역시 몸의 텔로미어를 무력화하고 줄기세포에 족쇄를 채워 노화에 따른 여러 가지 손상을 보수할 능력을 약화시킨다.

 미국의 레지 맥대니얼(Reg McDaniel) 박사는 글리코영양소를 투여한 뒤 1주일 내에 혈액 속에 200~400개/ul의 줄기세포가 생성된다는 사실을 최초로 발견했다(《사이언티픽 아메리칸(Scientific American)》에 논문 수록). 이를 인체 전체로 환산하면 약 1조 개 이상의 새로운 줄기세포가 만들어지는 셈이다. 글리코영양소(미국 생명공학회사 매나테크사의 제품 '엠브로토스 라이프')를 섭취해 1조 개의 줄기세포를 만드는 데 들어가는 비용은 25~50달러에 불과하다. 병원에서 200개의 줄기세포를 주사하는 데 들어가는 비용이 25만 달러(약 3억 원) 정도이므로 영양소 섭취는 이 비용과 비교할 수 없을 만큼 저렴한 편이다.

 글리코영양소는 식물성이자 무독성이라 남녀노소 누구나 건강보조식품으로 섭취가 가능하다. 글리코영양소가 결핍되면 생활습관병, 자가면역질환, 과면역질환, 저면역질환, 중추신경질환, 다운증

후군, 파킨슨병 등이 생길 수 있다. 세포 간의 정보 교환으로 자기방어, 자기회복, 자기조정 기능을 수행해 인체 면역력과 자연치유력의 회복을 돕는 것이 글리코영양소다.

글리코영양소에는 호르몬 조절 기능도 있다. 췌장 호르몬이 원활하게 작동하지 않을 경우 인슐린 분비에 이상이 생겨 고혈당이나 저혈당 문제가 발생한다. 그 인슐린 분비와 조절에 8가지 글리코영양소 중 하나인 만노스와 갈락토스가 영향을 미친다.

따라서 글리코영양소를 충분히 공급하면 인슐린 분비량이 정상화하고 당뇨는 자연 치료된다. 아이러니하게도 당뇨에 당 영양소를 치료제로 사용할 수 있다는 사실이 속속 밝혀지고 있다.

글리코영양소는 현대의학이 고치지 못하는 수많은 질병 치유를 도와준다. 의사는 치료에 도움을 주는 정보를 제공하는 것이지 질병을 치료하는 게 아니다. 화학물질로 이뤄진 약은 증세 완화를 도와줄 뿐이며 근본 치료는 내 몸이 하는 것이다.

4 최고의 다이어트는 면역다이어트

　요즘 들어 전염병 발전 속도가 현대과학 발전 속도를 능가하고 있다. 생리학자 재레드 다이아몬드는 자신의 책《총, 균, 쇠》에서 인류의 운명을 바꾼 3대 요소 중 하나로 '균'을 꼽았다. 1,000명도 안 되는 스페인 군대가 수만 명의 아스텍제국을 정복할 수 있었던 것은 천연두의 영향이 컸다. 흑사병은 14세기 무렵 유럽 인구를 5분의 1로 줄여버렸고 스페인 독감은 1918년 무려 5,000만 명의 목숨을 앗아갔다. 이는 1차 세계대전 사망자 850만 명보다 더 많은 숫자다.

　2019년 12월 1일 중국 후베이성 우한시에서 첫 환자가 발생한 이후 전 세계를 공포로 몰아넣은 우한 폐렴의 원인은 코로나19 바이러스다. 치명적 바이러스에 감염되었을 때 바이러스만 죽여서 치료하는 방법은 아직 존재하지 않는다. 전염병을 막는 일은 항생제나 항바이러스제만으로는 역부족이다.

　전염병은 치료보다 예방이 중요하고 바이러스를 막아내는 진짜 백신은 우리 몸 안에 있다. 더구나 무섭게 진화하며 변종을 만들어

내는 바이러스를 쫓기보다 면역력을 탁월하게 높이는 쪽이 훨씬 수월하다. 특히 치료약이 없는 바이러스에는 면역력이 가장 강력한 무기다. 결국 방역의 최후 보루는 나 자신이다.

지금도 우리 몸은 수많은 암세포와 각종 병원균, 곰팡이, 바이러스와 싸우고 있다. 몸은 이미 전염병의 해답을 알고 있다. 여력이 있을 때 미리 면역력을 키워야 한다. 때를 놓치면 호미로 막을 것을 가래로도 막지 못한다.

외부에서 들어온 병원균에 저항하는 힘이자 인체 방어 시스템인 면역력은 코로나19 바이러스 같은 전염병과 대항할 수 있는 가장 강력한 무기다. 지금은 면역력을 높여 우리 몸의 자연치유력을 회복하는 것이 급선무다.

면역다이어트란 글리코영양소를 섭취해 신체의 순환과 대사를 원활하게 만듦으로써 세포의 자연치유력으로 살이 저절로 빠지게 하는 것을 말한다. 이는 체중을 줄이는 데 목적을 두기보다 몸이 건강해지면서 자연스럽게 체지방을 조절하도록 만드는 방법이다.

21세기는 면역과 세포 영양의 시대다. 그동안 우리는 뼈, 근육, 인체 장기 등 굵직굵직한 기관에 관심을 집중해 왔다. 즉, 우리 몸의 최소 단위이자 생명의 신비를 간직한 세포에는 관심을 덜 기울였다. 그런데 최근 세포 건강 연구에서 세포 단위 건강이 현재의 비만은 물론 난치병 치료에도 커다란 영향을 미친다는 사실이 밝혀졌다. 건강을 회복하고 질병을 치유하려면 세포가 건강해야 한다. 세포 건강을 위해 세포가 필요로 하는 영양소를 공급해 주면 자연치유력을 회복해 질병이 치유되고 면역력이 향상된다. 결국 세포를 알아야 면역력을 높이면서 다이어트의 달인이 될 수 있다.

인체를 구성하는 가장 작은 단위인 세포를 건강하게 가꾸면 전체 건강에 이롭다. 세포가 건강해야 비만과 질병에 강한 몸을 만들 수 있는 법이다. 같은 맥락에서 세포 건강과 관련된 발견은 우리 몸을 새롭게 인식하도록 돕는다.

지금껏 많은 사람이 다이어트에 심혈을 기울이면서 건강하고 날씬한 몸매를 만들고자 악전고투를 해왔다. 그러나 당사슬 발견과 세포의 건강 이야기는 겉만 화려한 다이어트로는 건강도, 비만도 해결할 수 없음을 보여준다.

내 몸에 가장 친밀한 면역다이어트는 세포 단위까지 건강하게 만들어주는 식생활과 생활습관으로부터 시작해야 한다. 이처럼 몸에 친밀한 면역다이어트를 하려면 몸 전체를 바라보는 안목과 함께 몸 건강에서 가장 기본 단위인 세포 부분까지 놓치지 않으려는 노력이 필요하다.

일반 다이어트는 체중감량과 아름다운 몸매에 목적을 두고 있다. 체중은 식단으로 줄일 수 있지만 몸매는 운동으로 만들어야 한다. 다이어트에서 운동이 중요한 이유가 여기에 있다.

한 발 더 나아가 면역다이어트는 글리코영양소 섭취로 당사슬을 늘림으로써 세포 건강을 증진한다. 그 결과 인체의 자연치유력을 회복하는 한편 건강한 몸으로 자연스럽게 체중감량과 아름다운 몸매를 덤으로 얻는다.

성공적인 면역다이어트를 위해 일찍 자는 것을 적극 추천한다. 일찍 자면 야식을 먹을 일이 없고 피로회복에도 좋다. 또 몸이 건강해져 면역력이 높아지고 순환이 좋아지면서 저절로 살이 빠지는 결과가 나타난다. 충분한 숙면은 스트레스를 해소해 주므로 불만이 사라져 정신건강에도 도움을 준다.

지방 저장 호르몬인 인슐린을 알아야 다이어트가 쉬워진다. 음식물을 섭취하면 탄수화물이 소화 과정을 거쳐 포도당으로 전환되고 혈액 내 포도당 농도인 혈당이 올라간다. 그런데 만약 인슐린이 부족하거나 없으면 섭취한 음식의 포도당이 에너지원으로 쓰이지 못하고 혈액 속에 남아돌면서 혈당이 높아져 혈액이 끈적끈적해진다.

이때 모세혈관이 막히면서 순환에 장애가 일어나면 암, 고혈압, 당뇨, 고지혈증, 고콜레스테롤증, 전립선비대증, 비만 등 각종 난치성 질환이 발병하기도 한다. 이는 고속도로 진출입로인 요금소가 막힐 경우 고속도로에는 차량이 넘쳐나지만 고속도로 밖으로 차량이 빠져나가지 못해 국도는 텅 비는 상태와 같다. 이때 요금소가 열려 차량이 주변 도로로 잘 빠져나가면 고속도로 소통은 다시 원활해진다.

마찬가지로 인슐린 분비가 충분할 경우 혈액 내 포도당이 인체의 각 세포로 들어가 에너지로 쓰이면서 혈관 내에 혈당이 올라가는 현상은 사라진다.

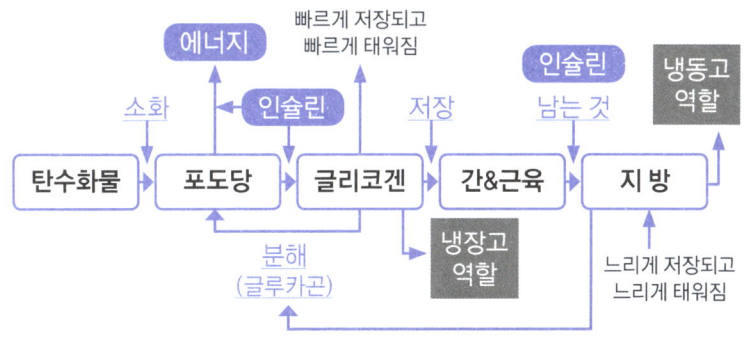

탄수화물의 소화·분해·저장 과정

▶ 에너지로 사용되는 순서 : 포도당 → 글리코겐 → 체지방
▶ 단백질과 탄수화물 각 1g당 4kcal 에너지 생산
▶ 지방 1g당 9kcal 에너지 생산
▶ 부피 : 같은 무게라면 지방이 단백질의 1.5~2배 크다

우리가 에너지로 사용하고 남은 포도당은 인슐린의 작용으로 간과 근육에 글리코겐 형태로 저장된다. 그러다가 우리가 음식을 먹지 못하는 일이 발생했을 때 글루카곤(glucagon, 인슐린과 반대로 혈당을 올려주는 호르몬. 췌장의 α 세포에서 분비됨)이 그 글리코겐을 다시 분해해 세포 속으로 재공급하면서 혈당을 유지하고 에너지로 쓰이게 한다.

이것은 가정에서 남는 음식물을 냉장고에 저장해 두는 것과 같은 역할이다. 냉장고가 가득차면 냉동고에 저장해 장기간 보관하듯 간과 근육에 저장한 양이 초과할 경우 글리코겐은 다시 지방으로 저장된다. 그래서 인슐린을 지방 저장 호르몬이라는 별명으로 부르는 것이다(글리코겐은 냉장고, 지방은 냉동고 역할을 한다).

결국 탄수화물 과다 섭취는 포도당 과다 생산을 유발한다. 간과 근육에 저장하고 남은 포도당은 지방으로 전환되어 비만을 유발한다. 물론 하루 이틀 사이에 갑자기 찐 살은 지방이 아니라 글리코겐이 일시적으로 늘어난 것이다.

우리 몸의 글리코겐 저장 능력 한계치는 2주이며 2주가 지나면 임시로 보관한 글리코겐을 지방으로 전환해 장기간 보관하는 체계로 바꾼다. 글리코겐이 지방으로 전환되면 살을 빼기가 힘들어지고 지방세포가 커지는 속도도 빨라져 체중이 쉽게 늘어난다.

몸은 음식 섭취량을 줄이거나 운동량을 늘려 냉장고에 든 글리코겐을 모두 소비해야 비로소 냉동고 속 지방을 사용한다. 우리 몸은 생존을 위해 에너지 효율이 높은 고급 연료인 지방을 비상용으로 잘 비축해 두고 있는 것이다.

식사 시간 이외의 시간에 빵, 떡, 단 음료 같은 탄수화물을 수시로 먹으면 하루 종일 인슐린이 분비된다. 이때 글리코겐은 이미 가득 찬 상태라 간식의 칼로리는 대개 지방으로 저장되어 비만의 원인으로 작용한다. 그러므로 비만에서 탈출하려면 먼저 간식을 먹지 않는 습관을 들여야 한다.

생활 속의 다이어트 방법

① 섭취하는 칼로리를 줄여라. (섭취 칼로리 〈 소비 칼로리)
② 볶거나 튀기기보다는 삶거나 찌는 조리방법을 선택한다.
③ 동물성 식품대신 생선, 두유, 콩류, 견과류를 섭취한다.
④ 우유는 가급적 저지방우유를 마신다.
⑤ 채소 및 해조류는 충분히 먹는다.
⑥ 과일은 하루 1~2회 적당량 먹는다. (단맛이 강한과일은 비만의 원인)
⑦ 빵, 과자, 사탕, 탄산음료, 커피, 술 등의 섭취를 줄인다.
⑧ 단백질, 식이섬유, 각종 비타민과 미네랄 섭취를 늘린다.
⑨ 생활 속의 운동으로 소비 칼로리를 늘린다. (걷기, 계단 오르기, 서서 대화하기, 자전거, 조깅, 등산, 줄넘기, 수영, 배드민턴, 골프, 요가 등)
⑩ 최소한 주 3회 이상, 30분~1시간 정도 운동한다.

5 해독 메커니즘을 알아야 다이어트의 달인이 된다

더러워진 연못의 물을 깨끗하게 하려면 먼저 더러운 물을 빼내야 한다. 자연치유력 향상 방법도 이와 마찬가지다. 다시 말해 자연치유력을 높이려면 G-클린 해독요법을 먼저 시행해야 한다. 그다음에는 깨끗한 물을 채워야 하는데 글리코영양소를 꾸준히 섭취하는 것이 바로 그 과정이다.

더러운 물을 빼내는 '해독'과 깨끗한 물을 채워주는 '영양소 공급'이 균형을 이룰 때 몸속 세포가 건강을 회복하면서 각 기관 세포들이 정상 작동한다. 그 결과 약물로도 치료할 수 없던 질병들이 사라지는 경험을 하게 된다.

단순히 굶거나 물을 많이 마신다고 해독이 되는 것은 아니다. 해독에는 세포 작용을 돕는 보효소인 여러 비타민과 미네랄 같은 양질의 영양소를 고루 공급하는 것이 중요하며, 그중에서도 글리코영양소가 해독 과정에서 핵심 역할을 한다.

글리코영양소가 충분해야 세포에 당사슬이 만들어지고 당사슬은 각 세포와의 원활한 소통으로 비타민과 미네랄을 적재적소에 보낸다. 이때 해독기관과 효소의 합동작전으로 몸속 독소를 깨끗이 배출한다. G-클린을 시행하는 3주 동안에는 소화하기 쉬운 영양식 셰이크로 소화계에 휴식을 주는 한편 해독기관이 잘 움직이게 해서 인체의 해독 능력을 극대화하는 것이 중요하다.

몸 상태를 정상화하는 일은 약이 아니라 몸속 세포가 해낸다. 클린 기간에 글리코영양소를 비롯해 비타민과 미네랄 등 균형 잡힌 영양소를 공급하면 60조 개가 넘는 수많은 몸속 세포가 정상으로 활성화하면서 자연치유력이 발현하는 것이다.

현대의학에서 아픈 증상에 따라 약을 처방하는 것은 대증요법 symptomatic treatment이다. 반면 세포가 필요로 하는 영양소를 균형 있게 공급해 세포의 자연치유력을 회복함으로써 질병의 근본 원인을 제거하는 것은 통합기능의학이 지향하는 원인요법 causal treatment이다.

G-클린 요법으로 몸속에서 독소가 빠져나가고 자연치유력을 회복하면 면역력이 증가한다. 그러면 사스, 메르스, 신종플루, 코로나19 같은 각종 바이러스나 세균 감염으로부터 보다 안전하게 건강을 지키며 살아갈 수 있다. 여기에다 자연스럽게 독소를 배출하면서 체지방 감소와 다이어트가 이뤄져 면역력이 크게 증가하는 놀라운

결과를 얻는다.

주변에서 G-클린 요법을 실천한 수많은 경험자가 각종 자가면역질환이 어느 순간 사라지는 놀라운 경험을 했다고 말한다. 그들의 얘기를 들어보면 병원에서 처방해 준 약을 먹어도 치유가 힘들었다고 한다. 그들이 겪는 대표적인 자가면역질환에는 당뇨, 고혈압, 고지혈증, 전립선비대증, 건선·백선, 알레르기코염, 천식, 크론씨병, 아토피, 류머티즘관절염, 다발성경화증, 두드러기, 한포진, 루푸스, 혈소판감소증, 궤양성대장염, 우울증 등이 있다.

그렇지만 글리코영양소를 비롯해 G-클린 요법에 사용하는 매나테크사의 글리코영양소 제품은 치료약이 아니라 영양제다. 전 세계 150여 개국에서 특허를 받은 독보적인 물질 글리코영양소가 세포 건강을 근본적으로 회복시켜 세포가 정상화하면서 나쁜 증세가 사라지는 것이다.

어떻게 현대의학으로도 고치기 어려운 고질병들이 낫는 걸까?
쓰레기가 각종 오염물질로 부패하기 시작하면 고약한 냄새를 풍기면서 온갖 기생충과 함께 파리, 바퀴벌레, 쥐 등이 모여든다. 그러다가 쓰레기를 치우고 세정제로 깨끗이 세척하면 이들은 사라진다.

마찬가지로 우리 몸도 각종 독소가 축적되면 기와 혈이 막히고 신진대사가 원활하지 못해 신체기능이 떨어진다. 이로 인해 곳곳에서 염증이나 통증이 나타나고 암, 고혈압, 당뇨, 고지혈증, 심근경색, 뇌졸중, 전립선비대증, 비만 등의 성인병을 비롯한 자가면역질환이 줄지어 발현한다.

이들 질환의 근본 원인은 무분별한 과식과 편식에 따른 비만, 환경오염, 농약, 화공독, 미세먼지로 몸속에 쌓인 독소 때문에 혈관이 막히는 데 있다. 여기에다 세포에 당화 결함이 발생하면 세포의 당사슬이 파괴되면서 세포와 장기가 제 기능을 수행하지 못한다.

근본 원인인 독소를 제거하지 않고 약물로 증세만 억제해 통증을 일시적으로 없애면 약효가 떨어졌을 때 똑같은 증세가 반복되면서 마치 불치병처럼 여겨진다. 물론 급성질환에는 약물요법이 유용하다. 그러나 만성질환의 경우 현대의학은 증상 완화에만 주력할 뿐 근본 원인을 치료하는 세포 건강에는 별로 관심이 없다.

우선 약물을 처방하기에 앞서 G-클린 요법으로 몸속 독소를 과학적으로 제거해야 한다. 그다음으로 글리코영양소와 다양한 복합 영양제를 섭취해 60조 개가 넘는 세포에 새로운 생명과 활력을 불어넣어준다. 그와 함께 적절한 운동으로 신체의 뼈와 근육을 단련하면 몸은 몰라보게 건강해진다. 이 경우 신체기능 향상으로 다이어트가 저절로 이뤄진다.

시중에는 디톡스 프로그램과 영양제가 매우 많지만 다이어트에 실패하거나 요요현상을 겪는 사례가 대부분이다. 왜 그럴까? 바로 생명의 물질이자 신들의 음식이라 불리는 글리코영양소가 빠졌기 때문이다. 글리코영양소가 신체 건강에 커다란 차이를 만들어내는 것이다.

글리코영양소를 핵심으로 하는 G-클린은 다음 증상을 겪는 사람들의 건강 증진에 도움을 준다.

- 면역력이 떨어진 사람.
- 잦은 감기로 고생하는 사람.
- 수술한 사람.
- 암과 치매, 자가면역질환을 예방하고 건강을 증진하고 싶은 사람.
- 만성피로 증상을 겪는 사람.
- 오랫동안 약을 복용한 사람.
- 오랫동안 술과 담배를 즐긴 사람.
- 비만으로 다이어트가 필요한 사람.

이런 증상이 있는 사람은 G-클린 전문가와 상의해 몸속 세포를 정상화할 수 있는 방법을 찾는 것이 좋다. 바로 그것이 건강을 증진하고 면역다이어트에 성공하는 지름길이다.

현대의학의 패러다임은 '약물 처방과 수술, 방사선'으로 치료하는 대증요법인 반면 통합기능의학은 '영양소로 자연치유력을 회복'시키는 원인요법 패러다임이다. 이제는 자연치유력 회복 쪽으로 패러다임을 바꿔야 한다. 이미 많은 의사가 과거와 같은 방식으로 환자를 치료하면서 한계를 느끼고 있다.

질병 양상이 환경오염과 먹거리에서 오고 있는데 이를 약으로만 고치려 하다 보니 치료에 어려움을 겪는 것이다. 약은 화학물질로 증상 완화를 도와줄 뿐이며 근본 치료는 내 몸이 한다. 서양의학의 선구자이자 근대의학의 아버지라 불리는 히포크라테스는 이렇게 주장했다.

"음식으로 고치지 못하는 병은 약으로도 고치지 못한다.
병을 고치는 것은 환자 자신의 자연치유력뿐이다."

내 몸의 병을 고치려면 좋은 영양소를 섭취해야 한다. 약보다 음식, 즉 영양소가 먼저다. 결국 글리코영양소로 자연치유력을 회복하는 것이 건강을 증진하는 핵심 솔루션이다.

부 록

부록

G-클린 프로그램을 과학적으로 실천하는 방법

　G-클린은 미국 MIT공대(2003년)가 '21세기 세계를 이끌 10대 신기술'로 선정한 글리코믹스^{Glycomics} 원천기술을 보유한 매나테크사만의 리얼푸드 테크놀로지 해독^{Clean} 프로그램이다.

　G-클린은 세포 간의 소통을 담당하는 당사슬의 면역시스템을 회복해 몸 밖의 독소 유입은 차단하고 몸 안에 쌓인 독소는 청소해 내 몸의 면역시스템을 정상화하고 인체의 자연치유력을 극대화하는 것을 목적으로 한다. 이와 함께 요요현상 없는 건강한 면역다이어트로 아름다운 몸매와 윤기 있고 탄력 있는 피부로 가꿔주고 면역력을 증진하며 질병을 치유해 준다.

1) G-클린의 목적

① 몸 안에 쌓인 독소 청소.
② 자연치유력 극대화.
③ 대사가 잘 이뤄지는 몸으로 변화.

④ 면역시스템 정상화.

⑤ 다이어트와 질병을 동시에 해결.

⑥ 요요현상 없는 건강한 면역다이어트.

⑦ 피부 미용과 항노화 antiaging.

2) G-클린을 하는 방법

① 1단계 해독 기간(7~10일): 독소 차단과 독소 배출

- » 오직 셰이크와 물, 비타민·미네랄만 먹고 일체의 유사 식품 섭취를 금한다.
- » 기대 효과: 소화계에 휴식을 주고 휴면 상태에 있던 해독 시스템을 깨워 독소가 배출되게 한다. 이 경우 에너지가 솟고 정신이 맑아진다.
- » 세포 클렌징은 몸속 독소를 제거하고 순수한 근육이 늘어나게 하며 과도한 지방을 분해해 배출한다.

② 2단계 보식 기간(7~10일): 신체 계통 최적화

- » 아침, 저녁은 셰이크로 하고 점심에만 보식(죽 반 공기 또는 누룽지, 밥 반 공기. 맵고 짜고 신맛·단맛이 강한 자극적인 반찬은 피할 것)을 한다.
- » 보식 추천 식품: 방울토마토 5개, 오이 1/2개 또는 당근 1/2개.
- » 기대효과: 피부 트러블, 과체중, 알레르기 등의 표면적 불균형 증상이 사라진다.

③ 3단계 유지식 기간(7~10일): 활력과 균형

» 아침과 저녁은 셰이크로 하고 점심은 반식으로 한다.
» 기대효과: 노화 진행을 늦추고 신체 나이를 되돌리는 효과, 근육량 증가와 체지방 감소 효과가 있다.
» 변비, 축농증, 관절염, 비만 등의 만성질환이 호전된다. 고혈압, 당뇨, 고지혈증, 높은 콜레스테롤 수치가 정상화한다. 혈액이 깨끗해지고 몸이 가벼워지며 피부가 맑아진다. 기간은 개인 목표에 따라 적절히 증감할 수 있다.

3) G-클린 수칙

① 식사 시간은 6-6-12시간 간격 지키기(예: 아침 7시, 점심 1시, 저녁 7시).
② 미온수 하루 2L 이상 마시기.
③ 6시간 이상 충분한 수면 취하기.
④ 하루 3회 스트레칭하기.

G-클린을 할 때는 자극적인 반찬(국, 찌개, 김치, 젓갈 등), 과일, 빵, 국수류, 떡, 인스턴트식품, 기름진 음식은 피해야 한다. 맵거나 짜고 신맛·단맛이 강한 자극적인 음식은 독소 배출을 방해한다.

식이요법을 잘 준수하면 해독 기간보다 보식 기간과 유지식 기간에 체중과 체지방이 더 많이 감소하는 것을 경험할 수 있다.

G-클린 과정 중에는 질병을 일으키는 나쁜 기운이나 독소, 각종 노폐물이 빠져나오면서 사람에 따라 여러 명현반응(일시적으로 더 나빠졌다가 다시 좋아지는 현상, 두통, 현기증, 무력감, 발열, 통증 등 개인에 따라 다양한 증상이 나타날 수 있음)이 나타나기도 한다. 증상에 따른 호전반응은 잠시 나타났다가 사라지므로 크게 염려하지 않아도 된다.

G-클린은 오염된 신체의 내부 환경을 깨끗이 해주고 노화 속도를 늦춰준다. 또 비만을 해소하며 인체의 최적기능을 가로막는 독소를 배출해 준다. 한마디로 클린 프로그램은 독소를 더 빨리, 더 많이 제거해 몸의 자연치유력과 면역력을 높임으로써 건강한 삶을 살아가는 데 도움을 준다.

G-클린 프로그램을 끝낸 후에도 아침식사를 밥 대신 셰이크로 하면 글리코영양소를 비롯해 다양한 비타민·미네랄을 충분히 섭취함으로써 일상적인 독소 배출과 자연치유력 회복, 면역력 증대 그리고 피부 미용과 아름다운 몸매를 가꾸는 데 큰 도움을 받는다.

4) 21일 법칙

21일 법칙은 외과의사 맥스웰 몰츠(Maxwell Maltz, 컬럼비아대학교 의학박사, 성형외과 의사)가 저술한 《성공의 법칙》에 나오는 것으로 이는 새로운 습관을 몸에 배게 하는 데 걸리는 최소한의 시간을 말한다.

생각이 의심, 고정관념을 담당하는 대뇌피질과 두려움·불안을 담당하는 대뇌변연계(limbic system, 대뇌피질과 시상하부 사이의 경계에 위치한 부위)를 거쳐 습관을 관장하는 뇌간(Brainstem, 뇌와 척수의 연결 부위)까지 가는 데 걸리는 시간은 21일이라고 한다. 그 21일은 뇌에 습관을 각인하는 최소한의 시간이고 몸에 습관이 배게 하기까지는 60일 정도가 걸린다.